약과 영양제, 한 권으로 끝내기

지금 당장
건강에 투자하라!

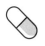

약과 영양제, 한 권으로 끝내기

지금 당장 건강에 투자하라!

| 윤민호 지음 |

매일경제신문사

Prologue. 건강의 공식 H=NEM

"건강에 투자하라. 상당한 이익을 얻을 것이다"

Investing in health will produce enormous benefits.

– 전 WHO 사무총장, 그로 할렘 브룬틀란(Gro Harlem Brundtland) –

우리는 행복하게 살기를 꿈꾸고, 자신이 좋아하는 일을 하길 바라며, 충분한 돈을 벌 수 있기를 소망합니다. 사랑하는 사람과 맛있는 저녁을 먹기를 원하고, 여유롭게 취미생활을 즐기고 싶어 합니다. 그리고 아프지 않고 건강하기를 희망합니다.

많은 사람들이 바라는 행복한 삶은 위와 같습니다. 이처럼 행복한 삶에서 가장 중요한 것을 3가지만 꼽는다면 무엇일까요? 바로 돈, 관계, 건강입니다.

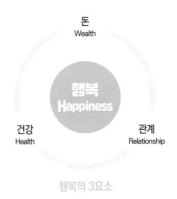

행복의 3요소

돈, 관계, 건강, 이 3가지를 충분히 갖춘다면, 행복한 삶을 살아갈 수 있습니다. 돈, 관계, 건강은 모두 중요합니다. 먹고살기 위해서 돈이 필요하고, 즐거운 시간을 보내기 위해서는 가족과 친구가 필요합니다. 하지만 그보다 더 중요한 것이 있습니다. 바로 건강입니다.

"돈을 잃으면 조금 잃는 것이고,
명예를 잃으면 많이 잃는 것이고,
건강을 잃으면 모든 것을 다 잃는 것이다."

돈을 잃었다면 다시 벌면 됩니다. 명예를 잃었다면 다시 회복하면 됩니다. 좋은 친구와 헤어졌다면 좋은 친구를 새로 사귀면 됩니다. 하지만 건강을 잃는다면 다시 회복하기 어렵습니다. 건강을 잃으면 다른 모든 것들을 하는 데 어려움이 생깁니다. 건강하지 못하면 일을 열심히 해서 돈 버는 것도, 사회에 헌신해서 명예를 드높이는 일도, 좋아하는 사람과 즐거운 시간을 보내는 것도 쉽게 하지 못합니다. 몸살감기 같은 비교적 흔한 질환이라 해도 병을 앓는 몇 일 동안은 정상적인 생활을 하는 데 상당한 어려움이 있습니다. 암과 같은 치명적인 질환에 걸릴 경우에는 세상과 극단적으로 단절되게 되지요. 아파 본 경험이 있는 분이라면 그 누구라도 공감하실 겁니다. 건강을 잃는다면 그 어떤 일도 제대로 하기가 어렵습니다.

단순히 아프지 않은 상태가 아니라 신체에 활력이 넘치는 상태, 즉 매우 건강한 몸이 된다면 삶이 어떻게 달라질까요? 건강한 육체에 건강한 정신이 깃들듯, 몸이 건강해지면 마음도 건강해지고 긍정적으로 생각하게 됩니다. 아프지 않으니 고통으로 스트레스 받을 일이 없습니

약과 영양제, 한 권으로 끝내기
지금 당장 건강에 투자하라!

다. 병원이나 약국에 가서 소비할 돈과 시간을 아낄 수 있습니다. 건강하면 활기차게 일을 해서 더 많은 성과를 내고, 승진을 할 수 있습니다. 더 많은 돈을 버는 기회를 얻게 됩니다. 건강한 사람은 매력적입니다. 활력 넘치는 육체적 매력이 있는 사람은 자존감이 높아집니다. 자존감이 높은 사람은 사회생활에도 여러 이점이 생기며, 멋진 이성과도 쉽게 만날 수 있습니다. 여행도 자유롭게 다닐 수 있습니다. 파리에서 에펠탑을 보며 와인을 마셔도 되고, 발리의 해변에서 서핑을 즐겨도 됩니다. 스위스의 절경을 감상하며 스카이다이빙을 할 수도 있습니다. 여건이 되는 한 모든 활동에 제약이 사라집니다. 이처럼 건강은 행복한 삶의 다른 요소인 돈, 관계보다 더 중요하다고 할 수 있습니다. 건강은 성공적이고, 행복한 삶의 핵심입니다.

그렇다면 건강하다는 것은 무엇일까요? 세계보건기구, WHO의 헌장에서는 건강을 이렇게 정의합니다.

"건강이란 질병이 없거나 허약하지 않은 것만 말하는 것이 아니라, 신체적·정신적·사회적으로 완전히 안녕한 상태에 놓여 있는 것이다"

과거에는 건강을 육체적·정신적 질병이나 이상이 없고 정상적인 생활을 영위할 수 있는 신체 상태를 뜻했습니다. 하지만 현대사회에서는 개인이 사회생활에 의존하는 경향이 커짐에 따라 신체적 건강뿐만 아니라 정신적·사회적 건강까지 두루 고려함을 알 수 있습니다. 예전보다 건강의 기준이 더 높아지고 복잡해진 것입니다. 그렇다면 우리가 바라는 높은 수준의 건강을 위해서는 무엇이 필요할까요?

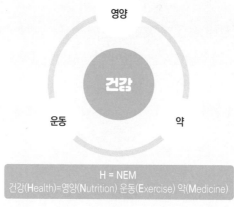

H = NEM
건강(Health)=영양(Nutrition) 운동(Exercise) 약(Medicine)

건강의 공식

　높은 수준의 건강(Health)을 위해서는 영양(Nutrition), 운동(Exercise), 약(Medicine)이 필요합니다. 적절한 운동은 면역력을 강하게 하고, 뼈와 근육을 튼튼하게 하며, 우울증을 예방하고, 행복감을 증진시킵니다. 바람직한 식단을 통해 우리 몸에 필요한 에너지와 영양소를 얻을 수 있으며, 식사를 통해 충분히 얻기 어려운 비타민과 미네랄 등을 영양제로 보충함으로써 신체 활력을 높일 수 있습니다. 감기나 무좀 같은 감염성 질환이나, 호르몬 변화로 인해 발생하는 생리전증후군, 미세먼지로 인한 비염과 기침, 운동 후의 근육통, 과식 후의 소화불량 같은 질환들은 약으로 치료할 수 있습니다.

　저는 건강의 3가지 요소인 영양, 운동, 약에 대한 이야기를 블로그와 유튜브를 통해 꾸준히 해오고 있습니다. 제가 해온 운동과 신체변화를 공유하기도 하고요. 제가 공부하고 먹어본 후 효과를 본 영양제에 대한 이야기도 하고, 심한 근육통에 먹었던 약, 스트레스성 탈모를 극복하게 해준 영양제, 피로를 극복하게 해준 영양제 등 다양한 이야기를 공유하며 이웃분들과 소통했습니다. 10년 이상 블로그로 이웃분들과 소통하며 느낀 것이 있습니다. 저의 짧고 간단한 건강정보와 답변이 다른 분들에게는 큰 도움이 된다는 것입니다. 그 정보라는 것도 어려운 내용이 아니었습니다. 아플 때 어떤 약을 먹으면 좋은지, 어떤 음식이 몸에 좋고 나쁜지, 운동은 어떻게 하는지, 영양제는 어떻게 먹는지에 대한 것 등 간단한 내용이었습니다. 몇 초 만에 드린 답변부터 시작해서 한두 시간 만에 작성한 포스팅까지 저의 짧은 지식으로도 많은 도움을 드릴 수 있었습니다.

그러면서 여러분들에게 과분할 정도로 많은 감사 인사를 받았습니다. 매번 병원에서 약을 타서 먹다가 간단한 일반의약품 조합에 대한 글을 보고 약국에서 약을 사서 생리통에서 벗어난 이야기, 만성적인 피로 때문에 고생하다가 영양제 조합 글을 보고 구입해 먹은 후 피로가 사라졌다는 이야기, 식단에 관한 글과 식사법에 관한 글을 읽고 난 후 장이 편해지고 피부가 깨끗해졌다는 이야기 등을 해주셨습니다. 약사로서 많이 부족하지만, 저의 일천한 지식으로도 다른 분들께 도움이 될 수 있음에 큰 보람을 느꼈습니다.

이웃, 구독자분들과 소통하며 이런 생각이 들었습니다. 건강은 단순히 지켜야 할 대상이 아니라 투자의 대상이라는 것입니다. 지킨다는 개념은 수동적이고 방어적이나, 투자는 능동적이고 적극적인 개념입니다. 단순히 생활습관을 유지하는 것은 현재의 건강상태를 유지하는 것에 그칩니다. 설탕이 몸에 해로우니 먹지 말아야지, 치킨은 살 찌는 음식이니 줄여야지 하는 정도로는 건강해질 수 없습니다. 적극적으로 투자해야 합니다. 최고의 건강상태를 만들기 위해서는 건강에 노력, 돈, 시간을 투자해야 합니다. 건강한 식단을 조성하기 위해 장바구니에 투자해야 하고, 부족한 영양소를 보충하기 위해 영양제에 투자해야 하며,

적절한 운동을 하기 위해 시간을 투자해야 합니다.

이렇게 건강에 투자한다면 높은 수준의 건강상태를 유지할 수 있으며, 100세 시대를 온전히 누릴 수 있습니다. 만약 30대부터 건강에 투자해 100세까지 건강하게 살 수 있다면 절약할 수 있는 병원비와 약값만 해도 상당합니다. 단순히 계산해도 현재 가치로 1억 원 이상에 달합니다. 건강을 잃고 포기해야 할 기회비용과 향상된 삶의 질이 창출하는 부가적인 가치를 감안한다면 건강에 값을 매기기가 어렵습니다.

많은 분들이 주식과 부동산, 암호화폐, NFT 등 다양한 곳에 투자를 하고 있습니다. 적게는 몇만 원에서 억 원 단위까지 투자해서 수십 억 대 자산가가 되는 분들도 있고, 큰 손실을 입고 파산하는 분들도 있습니다. 과도하게 오른 부동산과 주식에 투자하기에는 참으로 망설여집니다. 투자금을 잃어버릴 리스크가 있기 때문입니다.

여기에 리스크 없이 투자할 수 있는 자산이 있습니다. 아무런 리스크 없이 무조건 성공하며 높은 수익률을 보여주는 자산입니다. 바로 여러분의 몸입니다. 몸은 여러분이 가진 최고의 자산입니다. 건강에 투자한다면 아무런 리스크 없이 높은 수익을 거둘 수 있습니다. 주식과 코인에 투자하면 벌 때도 있고 잃을 때도 있지만, 건강에 투자하면 절대 손해 볼 일이 없습니다. 운동과 식단, 영양제에 시간과 돈을 투자해서 높은 수준의 건강상태를 유지하며 얻을 수 있는 확정된 이익, 절감되는 병원비와 약값만 해도 억 원 단위입니다. 이처럼 확실하게 결과가 보장된 투자 자산은 건강이 유일합니다. 저는 여러분이 최고의 자산인 건강에 가장 우선적으로 투자하기를 바랍니다.

제가 제시하는 'H=NEM'이라는 단순한 건강공식만 이해하면 성공적으로 건강관리를 할 수 있습니다. 바람직한 식단과 양질의 영양제,

약과 영양제, 한 권으로 끝내기
지금 당장 건강에 투자하라!

규칙적인 운동, 그리고 약에 대한 기본적인 지식만 갖추면 됩니다. 저는 약사로서 아직 많이 부족합니다만, 생활에 필수적인 상비약, 그리고 영양제에 대한 지식만큼은 여러분께 충분히 제공할 수 있습니다. 그래서 이 책에서도 일반약과 영양제에 포커스를 맞춰 글을 썼습니다. 운동과 식단은 핵심 정보만 간추려서 넣었습니다.

Part 01에서는 병원에 갈 필요 없이 스스로 치료 가능한 질환들을 다루었으며, 가장 빠르고 안전하게 치료할 수 있는 약에 대해 소개했습니다. Part 02에서는 대표적인 영양제들의 효능과 좋은 제품을 고르는 방법에 대해 다루었고, Part 03에서는 목적별 영양제 조합에 대해 설명했습니다. Part 04에서는 최고의 식단을 구성하기 위한 방법과 식사법에 관해 이야기하고, Part 05에서는 운동의 효과와 권장 운동량에 대해 살펴봤습니다. 각 파트는 구분되어 있으니 필요한 부분만 찾아봐도 됩니다.

독자 여러분들께서 이 책을 통해 최고의 자산인 건강에 성공적으로 투자하기를 바랍니다. 그래서 아프지 않고 고통 없이 살아가기를 소망합니다. 나아가 예전보다 더 건강하게 넘치는 활력으로 인생을 밀도 있게 살아가기를 원합니다. 앞으로 더욱더 충만하고 행복한 삶을 살기를 희망합니다.

윤민호

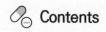 **Contents**

PART 02

Nutrition_영양에 투자하라

PART 03

Nutrition Supplements organization_마법의 영양제 조합

PART 04

Diet_식단에 투자하라

PART 05

Exercise_운동에 투자하라

PART **01**

Medicine
....
약에 투자하라

"의학의 목적은 질병을 예방하고 수명을 연장하는 것이다.
최고의 의술은 의사를 볼 필요가 없게 만드는 것이다."
The aim of medicine is to prevent disease and prolong life,
the ideal of medicine is to eliminate the need of a physician.

– 윌리엄 J. 메이요(William J. Mayo) –

저는 불편한 증상이 나타나면 빨리 약을 먹어서 해결합니다. 두통과 근육통이 생기면 바로 진통제를 먹고, 소화가 안 되면 소화제를 먹습니다. 두통, 소화불량, 감기, 구내염과 같은 비교적 가벼운 질환들도 초기에 치료하지 못하면 증세가 악화되어 더욱 고생할 수 있기 때문입니다. 따라서 우리가 흔히 걸리는 질환들에 미리 대비할 필요가 있습니다. 상비약을 구비하는 것이 건강을 지키는 첫걸음이 되겠지요.

Part 01에서는 자주 발생하는 질환들의 원인과 증상에 대해서 간단히 설명을 드리고, 어떤 약이 잘 듣는지에 대해 소개를 했습니다. 모든 질환에 대해서 다루기보다 약국에서 구할 수 있는 상비약으로 쉽게 치료할 수 있는 질환들을 중심으로 정리해보았습니다.

참고로 본문에서는 가능하면 독자분들께 익숙한 제품명을 사용하려 노력했습니다. '아세트아미노펜'이라는 단어는 대부분의 독자분들께 낯선 단어입니다. 하지만 타이레놀은 생활 속에서 쉽게 접하는 단어지요. 내용 전달을 위해 정확한 성분명을 사용하기보다 가능하면 친숙한 제품 이름을 사용했다는 점, 이로 인해 전해드리는 정보에 약간의 오류가 생길 수 있다는 점을 미리 말씀드립니다. 또한 상세한 복용법과 부작용, 상호작용에 대해서 깊게 다루지 않았습니다. 복용법과 부작용 그리고 상호작용에 대한 모든 내용을 책에 담기에는 어려움이 있기 때문입니다.

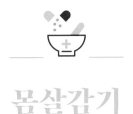

몸살감기

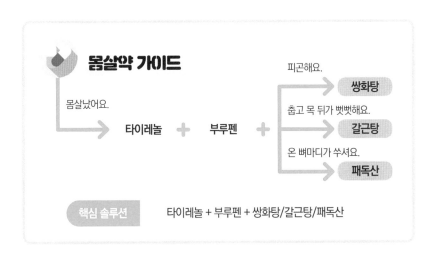

이렇게 아파요 (증상, 원인)

아침부터 머리가 무겁더니 몸에 기력이 없습니다. 두통이 살짝 오기 시작합니다. 손발이 시리고 으슬으슬한 느낌이 듭니다. 음식도 잘 삼켜지지 않습니다. 근육도 욱신욱신 아파오기 시작합니다. 몸살감기의 증상들입니다.

몸살감기는 몸에 피로가 누적되어 생기는 증상으로 무력감, 근육통, 오한(으슬으슬한 느낌), 식욕 부진, 두통, 발열 등을 동반합니다. 온몸에 힘이 빠지며 으슬으슬한 기운이 드는 것이 주증상입니다. 몸살은 바이러스 감염에 의해 생기는 경우도 있고, 강한 정신적·육체적 노동으로 인해 피로가 쌓여 생기기도 합니다.

몸이 으슬으슬하며 구석구석 쑤시는 이유는 외부 침입균에 대비해 면역체계를 활성화시키기 위해 뇌의 체온 기준을 높게 세팅하기 때문입니다. 열이 나지만 몸이 건조한 이유는 열 손실을 줄이기 위해 발한을 억제하기 때문인데요. 그러니 피부 쪽의 혈관을 수축시켜 몸에는 열이 나지만 손발은 차갑게 되는 경우가 많지요.

어떤 약을 먹어야 할까요?

약국에서 몸살약을 달라고 하면 약사님이 타이레놀이나 소염진통제를 주시죠. '아니, 왜 몸살약을 안 주고 진통제를 주지?'라는 의문을 가진 분들이 계실 겁니다. 많은 분들이 오해하는 것 중 하나가 몸살을 치료하는 약이 따로 있다고 생각하는 것인데요. 몸살 전용 치료제는 따로 존재하지 않습니다. 몸살감기는 근육통과 발열이 주증상이기 때문에 발열과 통증을 잡아주는 타이레놀과 부루펜 같은 진통제를 사용합니다.

몸살에 사용하는 대표 진통제

- **타이레놀**(아세트아미노펜) : 타이레놀정(한국얀센), 타세놀이알서방정(부광약품), 트라몰이알서방정(코오롱제약)
- **부루펜**(NSAIDs) : 부루펜정(삼일제약), 이지엔6프로연질캡슐(대웅제약), 탁센연질캡슐(녹십자), 덱스피드연질캡슐(유한양행), 캐롤에프정(일동제약), 애드빌정(화이자)

이 두 약물 모두 몸살에 효과가 있습니다만 위장이 약하신 분들은 타이레놀을, 근육통이 동반된 분들은 부루펜을 사용하는 게 좋습니다. 타이레놀은 위장장애가 거의 없으나 소염 효과가 약하고, 부루펜은 위장장애가 있지만 소염 효과와 근육통 개선 효과가 더 좋기 때문입니다.

❶ 발열과 무력감이 조금 있는 가벼운 몸살에 위장이 약하다면?
타이레놀(아세트아미노펜)

오한, 발열, 통증을 억제할 수 있습니다. 위장장애가 거의 없기 때문에 공복에도 복용이 가능합니다. 위가 약한 분들에게는 타이레놀이 좋습니다. 보통 가벼운 초기 몸살에 타이레놀을 권해드립니다. 병원에서도 초기의 가벼운 몸살 증상에는 타이레놀을 처방하는 경우가 많습니다.

❷ 몸살 증상에 근육통도 동반된다면?

부루펜(NSAIDs, 덱시부프로펜)

발열과 통증은 물론, 근육통에도 잘 듣습니다. 타이레놀은 소염작용이 없으며 근육통에는 효과가 약합니다. 부루펜, 특히 NSAIDs 약물 중 덱시부프로펜은 부작용은 최소화된 반면, 해열 소염 진통 효과가 모두 있으며 효과가 좋습니다. 부루펜 하나만 먹어도 효과적으로 몸살과 근육통을 개선시킬 수 있습니다.

❸ 몸살, 발열, 두통 등이 심하다면?

타이레놀(아세트아미노펜) + 부루펜(NSAIDs, 덱시부프로펜)

몸살 증상이 심한 경우에는 타이레놀과 부루펜을 함께 먹으면 잘 듣습니다. 부루펜, NSAID계 약물 중에서는 소염, 해열, 진통 작용을 고루 갖춘 덱시부프로펜이 좋습니다. 몸살로 자주 고생하는 분들께 추천하는 조합입니다.

여기에 추가해서 한약제제도 같이 먹으면 몸살은 더욱 빨리 호전됩니다. 보통 쌍화탕을 많이 찾으시는데요. 증상마다 잘 듣는 약이 다릅니다. 증상별로 잘 듣는 한약을 정리하면 다음과 같습니다.

몸살에 쓰는 한약

1 피로가 누적되며 근육통이 심하다면?

피로와 통증을 한 번에 잡을 수 있는 쌍화탕

2 오한, 발열, 몸살에 목 뒤가 뻣뻣하다면?

해표 발한 효과로 땀을 내고 오한을 개선하는 갈근탕

3 몸살로 몸이 무겁고 뼈마디가 쑤시고 아프다면?

전신 근육통을 개선하고 한기를 몰아내는 패독산

> **몸살감기 핵심 솔루션** 🔍
>
> **타이레놀** + **부루펜** + 피로엔 **쌍화탕**
> or 춥고 목 뒤가 뻣뻣하면 **갈근탕**
> or 근육통이 심하면 **패독산**

약 VS 약   쌍화탕 VS 갈근탕

🦷 쌍화탕

쌍화탕은 기혈을 보해 음양의 조화를 이루는 처방이어서 '쌍화탕'이라고 이름 붙였습니다. 부족한 기를 빠르게 보충하는 황기건중탕과 수축된 근육을 풀어주는 사물탕을 합한 처방입니다. 몸살 감기 증상 시 체력보강 차원에서 쌍화탕을 찾는 분들이 많습니다만, 쌍화탕은 감기약이라기 보다는 기력을 보충해주는 보약, 일종의 피로회복제입니다. 따라서 온몸이 노곤하고 피로감이 있고, 어지러우며 땀이 나는 허약 증상이 있는 경우에 먹는 것이 좋습니다.

갈근탕

한의학에서는 몸살감기를 한기(차가운 기운)가 피부와 근육 속으로 들어와 혈관을 수축시켜 순환이 잘되지 않아 발생하는 것으로 봅니다. 인체가 이 차가운 기운의 침입으로부터 스스로를 지키기 위해 땀구멍을 차단하고, 이로 인해 수분이 정체되니 몸이 무거운 몸살 기운을 느끼는 것으로 봅니다. 갈근탕은 따뜻하고 열을 내는 약재들이 있어 땀을 나게 하는 발한작용을 합니다. 피부 속의 차가운 기운을 몰아내는 약이지요. 또한 갈근은 근육 이완효과가 있습니다. 마황은 해열진통작용을 하고, 콧물에 효과가 있어 각종 감기증상을 호전시킬 수 있지요. 목 뒤가 뻣뻣하고 혈액순환이 되지 않으며 땀이 나지 않는 감기증상에 적합한 약입니다.

약 VS 약   아세트아미노펜(타이레놀) VS 덱시부프로펜(이지엔6프로)

흔히 타이레놀로 알고 있는 약의 성분명은 '아세트아미노펜'이고, 이지엔6로 알려진 약의 성분명은 '이부프로펜'입니다. 두 약 모두 진통제로 분류되지만, 작용 메커니즘과 상세 효능이 다르고 부작용과 주의해야 할 점 모두 다릅니다.

아세트아미노펜(타이레놀)

큰 부작용 없이 효과적으로 발열과 통증을 억제할 수 있어 널리 사용되는 약입니다. 정확한 메커니즘은 아직 밝혀지지 않았습니다만 중추에서 COX-3

를 억제하고, 세로토닌을 조절해 진통효과가 있고, 열 조절 중추에 직접 작용해서 해열 작용을 나타내는 것으로 알려져 있습니다. 덱시부프로펜과 같은 NSAIDs와는 달리 소염 효과는 거의 없습니다. 임신 수유부도 복용 가능할 만큼 안전성이 뛰어나고 위장장애와 같은 부작용이 거의 없습니다. 다만 하루 4,000mg 이상의 고용량 복용 시 간 독성 위험을 증가시킬 수 있기 때문에 주의해야 합니다. 간 독성 우려가 있으니 매일 3잔 이상의 술을 마시는 사람이나 간 기능에 문제가 있는 사람은 복용에 주의합니다.

덱시부프로펜(이지엔6프로)

해열, 소염, 진통의 광범위한 작용으로 널리 사용되는 약물입니다. 비스테로이드성 소염진통제(NSAIDs)의 한 종류로 COX라는 효소를 억제해 프로스타글란딘 합성을 억제하는 것이 작용 기전입니다. COX는 크게 COX-1, COX-2로 나눌 수 있는데요. COX-1은 위점막 세포를 보호하고 신장혈류를 유지하는 기능을 합니다. COX-2는 염증 반응 시 발현되며 염증과 통증을 유발합니다. 따라서 COX가 모두 억제되면 통증과 염증을 잡을 수 있지만, 위장장애 또는 신장장애가 생길 수 있는 것이죠. NSAID계 약물 중에서 비교적 안전한 성분이 이부프로펜이고, 이 이부프로펜의 이성질체 중 효과가 있는 성분만 뽑아 부작용을 줄인 성분이 바로 덱스-이부프로펜(Dex-Ibuprofen), 덱시부프로펜입니다. 부작용이 적고 효과가 광범위하기 때문에 일반의약품으로는 물론, 처방으로도 자주 사용됩니다.

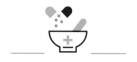

기침감기

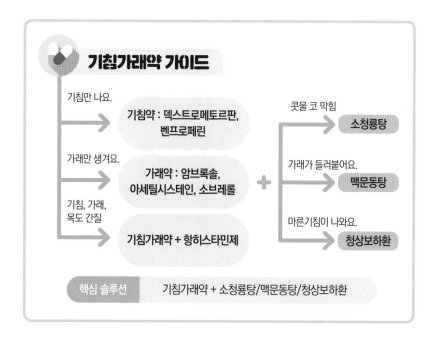

기침가래약 가이드

기침만 나요.
→ 기침약 : 덱스트로메토르판, 벤프로페린

가래만 생겨요.
→ 가래약 : 암브록솔, 아세틸시스테인, 소브레롤

기침, 가래, 목도 간질
→ 기침가래약 + 항히스타민제

+

콧물 코 막힘
→ 소청룡탕

가래가 들러붙어요.
→ 맥문동탕

마른기침이 나와요.
→ 청상보하환

핵심 솔루션 기침가래약 + 소청룡탕/맥문동탕/청상보하환

환절기가 되면 목이 간질간질하고 가래가 끼면서 기침이 나는 경우가 많습니다. 참으려 하면 참을수록 더 심하게 나옵니다. 목에 가래가 들러붙어 있기도 하고, 콧물과 재채기를 동반하기도 합니다. 기침이 심해지면 가끔 가래에서 피가 섞여 나오기도 합니다.

기침은 우리 몸의 중요한 방어작용으로 호흡기에 침입한 이물질이나 균을 제거하기 위한 일종의 반사 작용입니다. 기관지나 인후, 식도에 있는 신경이 자극을 받아서 뇌로 전달되면 기침이 나옵니다. 바이러스나 세균이 침입한 경우에도 기침이 나오지만, 미세먼지나 대기오염이 심한 날에도 기침이 나오게 되죠. 또는 위산이 식도를 자극해 기침이 나오기도 합니다.

기침은 3주 안에 완화되는 급성기침과 3주 이상 지속되는 만성기침이 있습니다. 한 달 이상 지속되는 만성기침일 경우 병원에 방문하는 게 좋습니다. 여기서 소개할 약들은 비교적 가벼운 증상에 효과적인 약들입니다.

기침은 가래가 낀 습성기침과 가래가 없는 마른기침인 건성기침으로 나눌 수 있습니다. 기침의 원인과 종류에 따라 적합한 약이 다릅니다.

어떤 약을 먹어야 할까요?

기침을 없애는 약을 '진해제'라고 하고, 가래를 없애는 약을 '거담제'라고 합니다. 기침과 가래를 모두 잡아주는 약에는 진해제와 거담제가 함께 들어 있고, 이것을 '진해거담제'라고 하지요. 편의상 진해제를 기침약, 거담제를 가래약, 진해거담제를 기침가래약이라고 하겠습니다.

- **기침약**(진해제) **대표성분** : 덱스트로메토르판, 벤프로페린, 노스카핀, 트리메토퀴놀
  기침만 잡아주는 성분들입니다. 중추와 말초에서 기침을 억제합니다.
- **가래약**(거담제) **대표성분** : 암브록솔, 아세틸시스테인, 소브레롤, 구아이페네신
  가래를 삭히는 성분들입니다. 끈끈한 가래를 묽게 만들거나 배출을 도와주는 성분들입니다.
- **항히스타민제** : 클로르페니라민, 세티리진, 로라타딘, 페니라민
  분비물을 억제하며 목이 간질간질한 증상을 완화시켜줍니다.

❶ 기침만 있다면?

기침약(진해제)

투렌정(태극제약), 코프렐정(한국화이자), 지노콜시럽(동성제약)

가래를 동반하지 않는 마른기침을 하는 경우에는 기침약만 먹으면 됩니다. 벤프로페린이나 덱스트로메토르판 성분의 약을 먹으면 됩니다.

❷ 가래만 있다면?

가래약(거담제)

뮤코펙트정(사노피아벤티스), 리나치올캡슐(현대약품), 후루케어캡슐(일동제약), 후루무실캡슐(일동제약), 기가렉스캡슐(녹십자)

약과 영양제, 한 권으로 끝내기
지금 당장 건강에 투자하라!

기침 없이 가래만 나온다면 가래약만 먹으면 호전이 됩니다. 가래를 묽게 만들어 삭히고, 기관지에서 잘 배출되게 도와주면 자연스럽게 증상이 개선됩니다.

③ 목이 간질간질하다면?

항히스타민제

목이 간질간질한 경우에는 항히스타민제를 먹으면 됩니다. 목이 간질간질하며 기침을 하게 되는 경우도 많은데요. 이때는 기침약과 함께 먹으면 됩니다. 목에 가래가 껴서 간질간질한 경우에는 가래약을 함께 먹으면 되고요.

④ 기침, 가래에 목도 간질간질하다면?

항히스타민제 포함 기침가래약

엑스코프에이캡슐(코오롱제약), 하디코프에프정(광동제약), 씨콜드플러스코프정(대웅제약), 와이투벤큐코프연질캡슐(일동제약), 콜대원시럽(대원제약)

기침가래약에는 기침, 가래, 간질간질함 모두를 잡아주는 성분들이 있습니다. 진해제, 거담제, 항히스타민제로 구성되어 있습니다. 따라서 기침가래약을 먹으면 대부분의 증상들은 호전됩니다.

또한, 기침, 가래에도 잘 듣는 여러 한약들이 있습니다. 기침 증상에 따라 잘 듣는 약이 다릅니다. 정리하면 다음과 같습니다.

기침, 가래에 쓰는 한약

① 콧물, 코 막힘을 수반할 때

비염, 기침에 모두 잘 듣는 소청룡탕

② 목이 건조하면서 간질거리고 가래가 잘 안 나올 때

가래를 녹여서 배출하는 맥문동탕

③ 기력이 떨어지며 가래 없는 마른 기침을 할 때

만성적인 마른기침에 잘 듣는 청상보하환

기침감기 핵심 솔루션

기침 가래약
+ 맑은 코도 나오면 **소청룡탕**
or 가래가 잘 안 떨어지면 **맥문동탕**
or 무력하며 마른기침엔 **청상보하환**

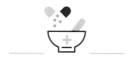

코감기

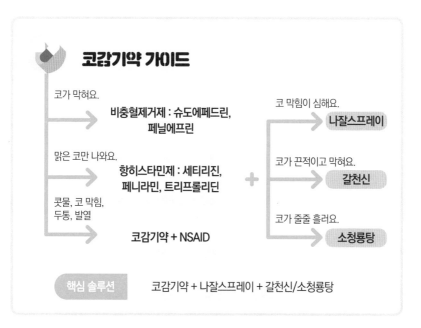

코감기약 가이드

코가 막혀요.
→ 비충혈제거제 : 슈도에페드린, 페닐에프린

맑은 코만 나와요.
→ 항히스타민제 : 세티리진, 페니라민, 트리프롤리딘

콧물, 코 막힘, 두통, 발열
→ 코감기약 + NSAID

코 막힘이 심해요.
→ 나잘스프레이

+

코가 끈적이고 막혀요.
→ 갈천신

코가 줄줄 흘러요.
→ 소청룡탕

핵심 솔루션 코감기약 + 나잘스프레이 + 갈천신/소청룡탕

이렇게 아파요(증상. 원인)

　머리가 무거우면서 약간의 두통이 생깁니다. 코가 막히고 콧물도 나옵니다. 머리에 열이 나는 경우도 있습니다. 코감기와 비슷한데 헷갈리는 증상으로는 알레르기성 비염이 있습니다. 알레르기성 비염은 코감기와는 다르게 발열이나 두통을 동반하지 않습니다. 코감기는 끈적끈적한 코가 나오는 반면, 알레르기성 비염은 맑은 콧물이 나고 재채기가 나옵니다. 또한, 알레르기 증상이기 때문에 코끝과 눈 주변이 가렵기도 합니다.

　코감기는 일반적으로 리노바이러스 감염으로 인해 발생합니다. 바이러스와 싸우기 위해 면역반응이 시작되면 두통, 발열, 콧물, 코 막힘을 동반합니다. 보통은 초기에 코가 막히며 콧물과 코 막힘으로 불편을 겪게 됩니다. 감기가 중증으로 진행될수록 두통과 발열이 심해집니다.

　비염은 비강 내 점막에 염증이 생겨 재채기나 콧물 코 막힘이 발생하는 질환입니다. 비염은 알레르기성 비염과 비알레르기성 비염으로 나눌 수 있는데요. 대부분은 알레르기성 비염입니다. 알레르기성 비염을 유발하는 요인으로 여러 가지가 있습니다. 대표적으로 꽃가루, 먼지, 진드기가 있으며 반려견, 반려묘의 털이나 땅콩 같은 견과류 등이 알레르기를 유발하는 원인이죠. 알레르기성 비염인 경우 알레르기 항원검사를 통해 자신이 어떤 물질에 알레르기가 있는지 파악해 제거하는 것이 중요합니다.

　비염은 환경적인 원인도 큽니다. 특히 최근에는 중국에서 날아오는 미세먼지와 황사가 큰 문제가 되고 있지요. 날이 갈수록 중국 공장에서는 화학물질을 더욱 많이 배출하고 있기 때문에 대기오염이 점차 심해

지고 있습니다. 대기가 미세먼지와 화학물질로 오염됨에 따라 천식이
나 비염, 호흡기 질환도 갈수록 늘어나고 있습니다.

어떤 약을 먹어야 할까요?

두통과 발열을 개선시키기 위해 해열진통제, 코 막힘을 개선시키기
위해 비충혈제거제, 콧물을 개선시키기 위해 항히스타민제를 사용합니
다. 증상에 맞춰 약을 조합해 먹으면 됩니다.

- **해열진통제** : 타이레놀(아세트아미노펜), 부루펜(NSAIDs), 덱스-이부프
  로펜
- **비충혈제거제** : 슈도에페드린, 페닐에프린
- **항히스타민제** : 페니라민, 트리프롤리딘, 클로르페니라민, 세티리
  진, 로라타딘

주의해야 할 성분은 항히스타민제입니다. 일반의약품으로 나오는 항
히스타민제는 1세대와 2세대로 나눌 수 있습니다. 1세대가 효과는 좋
은 반면, 부작용으로 졸음과 입 마름이 자주 나타납니다. 2세대 항히스
타민제는 효과가 1세대보다는 약하나 졸음과 같은 부작용이 덜하며 약
효 지속시간이 깁니다.

- **1세대 항히스타민제** : 페니라민, 트리프롤리딘, 클로르페니라민, 디
  펜히드라민, 독시라민, 메퀴타진

• **2세대 항히스타민제** : 세티리진, 로라타딘, 아젤라스틴, 에피나스틴, 케토티펜

❶ 콧물, 코 막힘이 모두 있다면?

코감기약(항히스타민제+비충혈제거제)

액티피드정(삼일제약), 엑소도스정(신일제약), 코미정(코오롱제약), 하디코정(광동제약)

일반적으로 판매되는 코감기약을 먹으면 됩니다. 코감기약에는 콧물, 코 막힘을 없애주는 성분으로 1세대 항히스타민제와 비충혈제거제가 함께 들어 있습니다. 항히스타민제로 콧물을 억제하고, 충혈제거제로 점막의 부종을 완화시켜 코감기 증상을 개선시킵니다.

❷ 맑은 콧물만 나온다면?

알레르기성 비염약(항히스타민제)

지르텍정(한국UCB), 클라리틴정(바이엘코리아), 코나진정(알리코제약), 노텍정(미래제약)

맑은 콧물만 나오는 경우에는 알레르기성 비염이거나 바이러스감염으로 인한 콧물입니다. 약국에 가서 "알레르기성 비염약 주세요"라고 말하면, 2세대 항히스타민제를 줍니다. 2세대 항히스타민제는 졸음 부작용이 적으며, 약효도 오래가기 때문에 알레르기성 비염에 잘 맞는 약입니다. 콧물이 너무 심한 경우에는 코감기약(1세대 항히스타민제+비충혈제거제)과 비염약(2세대 항히스타민제)을 함께 먹으면 잘 듣습니다.

③ 콧물, 코 막힘, 두통, 발열 등 여러 증상이 나타난다면?

종합 코감기약(항히스타민제+해열진통제+비충혈제거제)

화이투벤큐노즈(일동제약), 모드코S(종근당), 씨콜드노즈(대웅)

여러 성분이 종합적으로 들어 있는 종합 코감기약에는 일반적으로 타이레놀 성분의 해열진통제, 슈도에페드린이나 페닐에프린 성분의 코 막힘약(비충혈제거제), 비염약(1세대 항히스타민제)이 들어 있습니다. 이러한 종합 코감기약을 먹으면 모든 증상이 개선됩니다. 여기서 두통이나 발열이 심하다면 부루펜을 추가하면 되고, 콧물이 심하다면 알레르기성 비염약을 추가하면 됩니다. 코 막힘이 너무 심하다면 코 막힘에 쓰는 나잘 스프레이를 사용하세요.

④ 졸리면 안 되는데 코가 막힌다면?

코를 뻥 뚫어주는 나잘스프레이

오트리빈비강분무액(GSK), 나리스타에스점비액(삼천당제약), 화이투벤 나잘스프레이(한국다케다제약), 코앤쿨나잘스프레이(한미약품)

답답한 코를 뻥 하고 뚫어주는 스프레이가 있습니다. 비충혈제거제가 든 나잘 스프레이입니다. 코 막힘이 심할 때 비강에 분무하면 혈관을 수축시켜 신속하게 코 막힘이 개선됩니다. 졸리는 부작용 없이 코 막힘을 시원하게 개선시킬 수 있습니다. 다만 5일 이상 연속해서 사용하게 되면 오히려 반동성 비염을 유발할 수 있으니 주의해야 합니다.

코를 촉촉하게 만들어주는 나잘스프레이

피지오머비강세척액펌프미스트(유유제약), 오트리빈베이비내추럴
(GSK), 마플러스나잘스프레이(유한양행), 코앤나잘스프레이(한미약품)

코 안이 건조해서 발생하는 코 막힘의 경우에는 코 점막의 보습을 위
한 제품을 사용하면 됩니다. 마플러스, 피지오머와 같은 제품에는 천연
멸균해수가 들어 있어 비강 점막을 호전시켜 자연스럽게 코 막힘을 개
선시킵니다.

페스비강분무액 같은 경우에는 농도가 진한 식염수 성분이 들어 있
어 콧물을 삼투압 차이로 자연스럽게 빠져나오게 합니다. 식염수가 주
성분이라 내성이 생기지 않는다는 장점이 있습니다.

코감기약 또한 한약과 함께 복용하면 효과가 더 좋아집니다.

코감기에 쓰는 한약

① 콧물이 많고 재채기가 심하다?

콧물을 줄여주는 소청룡탕

② 코는 별로 없지만 코 안쪽이 불편한 염증성 증상이 있다?

항염 효과의 갈근탕가천궁신이

③ 누런 콧물이 코 안에 고여 있다?

농을 배설하게 도와주는 배농산급탕

종합 코감기약
+두통과 발열이 있다면 **부루펜**
+코 막힘이 심하거나 건조하다면 **나잘스프레이**
+재채기가 심하면 **소청룡탕**

약 VS 약 오트리빈 VS 피지오머

오트리빈

오트리빈에는 코를 뻥 하고 뚫어주는 성분, 자일로메타졸린이 들어 있습니다. 이는 비충혈제거제로 코 점막의 혈관을 수축시켜 비강을 넓힐 수 있어 코 막힘을 빠르게 개선시킵니다. 효과가 빠르고 강하기 때문에 많은 분들이 사용하는데요. 부작용은 주의해야 합니다. 7일 이상 사용하면 비강 혈관이 다시 확장되며 반동성 비염이 나타날 수 있기에 5일 안으로 단기간만 사용 해야 합니다.

피지오머

피지오머에는 멸균등장해수가 들어 있습니다. 이 성분은 인체에 무해해 영유아부터 임산부, 수유부까지 모두 사용 가능합니다. 코 점막의 분비물 또는 알레르기를 유발하는 항원이나 병원성 세균, 바이러스 등을 세척하는 목적으로 상용할 수 있습니다. 코세척을 하면 병원성 균과 물질을 제거할 수 있고, 비강 점막이 촉촉해지며, 섬모운동을 촉진하는 효과가 있어 코 막힘이나 콧물이 줄어듭니다.

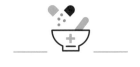

목감기

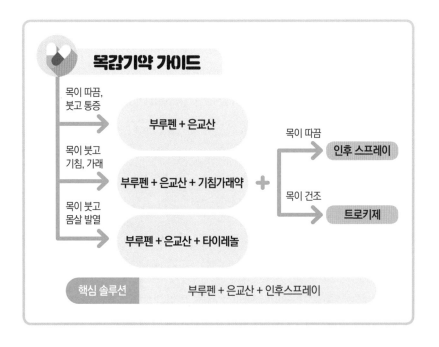

약과 영양제, 한 권으로 끝내기
지금 당장 건강에 투자하라!

이렇게 아파요(증상. 원인)

목이 싸한 느낌이 오더니 침을 삼키면 따끔합니다. 목이 아프고 살짝 부어오릅니다. 몸살감기처럼 올 때도 있고, 기침이나 가래를 동반할 때도 있습니다. 목이 잠기기도 합니다. 바로 목감기 증상입니다.

목감기는 일반적으로 아데노바이러스, 리노바이러스 등의 바이러스나 세균 감염으로 인해 발생합니다. 목 주변에는 면역기관이 있는데요. 바이러스나 세균이 침입하게 되면 면역세포들이 여기서 싸움을 합니다. 싸움이 커지게 되면 염증 물질이 많이 발생하지요. 이로 인해 목이 점점 더 붓고 아프게 됩니다. 염증은 주변 조직으로 번질 수 있습니다. 이 때문에 편도에서 발생한 염증이 근처로 번져 귀가 아프거나 두통이 발생하기도 합니다. 또는 목이 잠기기도 하고요.

목의 점막에 세균과 바이러스가 침입해 염증이 생기면 그 부위에 통증이 발생합니다. 그래서 침을 삼키면 통증이 발생해 따끔하다는 느낌을 받게 됩니다. 염증 부위에서 바이러스와 세균과 싸운 후에 생기는 잔류물로 가래가 생기기도 합니다.

어떤 약을 먹어야 할까요?

목감기는 인후염, 편도염, 통증, 부기 등이 주증상입니다. 따라서 소염제와 진통제가 주로 사용됩니다. 특히 한방 성분으로 인후염과 편도염에 효과가 좋은 은교산과 해열, 소염 진통 효과가 고루 좋은 부루펜이 많이 사용됩니다.

- **은교산** : 목감기에 일반적으로 많이 사용하는 한약제제입니다. 목이 건조하고 아픈 인후염 증상을 호전시킬 수 있습니다.

  마이에신정(한솔신약), 월드로신캡슐(광동제약), 비오미신캡슐(신일제약), 파이네신캡슐(정우신약)

- **부루펜(NSAIDs)** : 부루펜과 같은 비스테로이드성 소염진통제는 염증과 통증 억제 효과가 뛰어납니다. 목감기는 편도염이나 인후염, 그리고 통증을 동반하기에 부루펜을 복용하면 통증과 염증을 효과적으로 개선시킬 수 있습니다.

- **기침가래약** : 목감기에 기침, 가래를 동반하는 경우가 있습니다. 진해제와 거담제 항히스타민제가 복합된 기침가래약을 먹으면 효과적으로 증상을 개선시킬 수 있습니다.

① 목이 따끔거리며 붓고 통증이 있다면?

부루펜(NSAIDs) + 은교산

통증과 염증을 줄여주는 소염 진통제와 은교산을 함께 먹으면 잘 듭니다. 목감기는 목의 통증과 염증이 주증상이기 때문에 이런 식으로 소염 진통 효과의 부루펜(NSAIDs)과 항염 효과가 있는 은교산, 이 2가지 조합이 많이 사용됩니다.

② 목이 불편하면서 가침이나 가래도 있다면?

부루펜(NSAIDs) + 은교산 + 기침가래약

목의 염증과 통증이 동반되며 기침, 가래도 나오는 경우가 많습니다.

약물이 중복되거나 상호작용이 발생하지 않기 때문에 부루펜과 은교산 조합에 기침가래약을 추가해서 먹으면 됩니다.

③ 목이 아프면서 오한, 몸살, 발열이 있다면?
부루펜(NSAID) + 은교산 + 타이레놀(아세트아미노펜)

목감기와 몸살 증상이 함께 찾아온 경우에 부루펜(NSAIDs)과 은교산만으로 오한과 몸살이 잘 안 잡히는 경우가 있습니다. 이때는 타이레놀(아세트아미노펜)을 추가해서 먹으면 몸살 증상이 더 잘 잡힙니다. 약물 상호작용 없이 더 좋은 효과를 볼 수 있습니다.

④ 약을 먹어도 목이 건조하고 불편하다면?
트로키제 + 인후 스프레이
트로키제 : 미놀에프트로키(경남제약), 브론코푸트로키(새한제약), 뮤코안진트로키(사노피아벤티스), 젠스트린트로키(신일제약), 스트렙실트로키(옥시레킷벤키저)
인후 스프레이 : 탄툼베르데네뷸라이저(삼아제약), 베타딘인후스프레이(한국먼디파마), 목앤스프레이(한미약품)

물을 많이 마셔도 목이 계속 따끔거리는 경우에는 뿌리는 인후 스프레이를 쓰거나 트로키제를 입에 물고 있으면 도움이 됩니다. 목이 따끔한 것은 세균이나 바이러스가 인후에 침입한 것이기에 균과 바이러스를 죽일 수 있는 베타딘 인후스프레이나 목앤스프레이를 사용하면 증상이 빠르게 호전됩니다. 목이 건조한 경우에는 사탕이나 트로키제를 입에 물고 있으면 도움이 됩니다. 이들은 타액 분비를 촉진하기 때문에 건조한 목을 촉촉하게 만들 수 있습니다.

목감기 핵심 솔루션 🔍
부루펜(NSAIDs) + 은교산 + 인후스프레이

약 VS 약 　베타딘 VS 목앤

💊 베타딘

베타딘에는 살균 소독 성분인 포비돈요오드가 들어 있습니다. 목감기는 인두염, 편도선염 등 바이러스나 세균 감염에 의해 염증이 생긴 것으로, 베타딘은 직접적인 살균효과를 발휘해 증상을 호전시킬 수 있습니다. 포비돈요오드는 장기간 사용해도 안전하고 내성발현이 거의 없습니다. 다만 요오드에 과민한 사람이나 갑상선 기능 이상자는 주의해야 합니다.

💊 목앤

목앤스프레이 안에는 수용성 아줄렌과 세틸피리디늄 성분이 들어 있습니다. 아줄렌은 캐모마일에서 추출된 항염 효과의 생약성분으로 손상된 조직과 점막을 회복하는 데 효과가 있습니다. 세틸피리디늄은 광범위한 항균제입니다 세균의 세포막을 파괴해 항균효과를 나타냅니다.

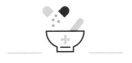

구내염

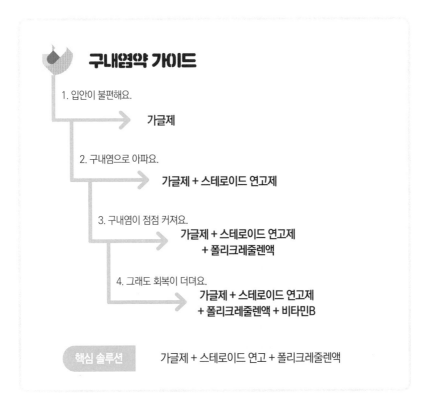

구내염약 가이드

1. 입안이 불편해요.

가글제

2. 구내염으로 아파요.

가글제 + 스테로이드 연고제

3. 구내염이 점점 커져요.

가글제 + 스테로이드 연고제
+ 폴리크레줄렌액

4. 그래도 회복이 더뎌요.

가글제 + 스테로이드 연고제
+ 폴리크레줄렌액 + 비타민B

핵심 솔루션　가글제 + 스테로이드 연고 + 폴리크레줄렌액

이렇게 아파요(증상, 원인)

밥을 먹는데 입속 어딘가 불편합니다. 양치를 하고 입안을 들여다보니 하얗게 염증이 생겼습니다. 때로는 염증이 벌어지면서 피가 나오기도 합니다. 현대의 난치병, 구내염입니다. 구내염은 그 원인에 따라 여러 종류로 나눌 수 있습니다. 일반적으로 재발성 아프타성 구내염이 대부분을 차지합니다. 스트레스를 많이 받는 현대인에게 자주 발병합니다. 구내염의 원인은 상당히 다양합니다. 구강건조, 바이러스 감염, 진균 또는 세균 감염, 외상, 흡연, 항암치료 부작용, 자가면역질환 등이 원인입니다. 이 중 가장 많은 비중을 차지하는 원인은 스트레스와 영양소 고갈입니다.

구내염은 입안 점막 어디서든 발생할 수 있습니다. 주로 아랫입술 안쪽, 볼 안쪽에 자주 발생합니다. 점막 표면의 염증, 궤양, 수포가 주증상이며, 환부에서 통증과 작열감(타는 듯한 느낌)이 느껴집니다. 작은 구내염이 여러 개 발생해 일정 크기 이상으로 커지면 합치기도 하고 피가 나오기도 합니다. 지속적인 통증으로 생활에 어려움을 주며 음식 섭취가 어려운 경우도 생깁니다.

어떤 약을 먹어야 할까요?

구내염은 증상의 정도에 따라 단계별 대처법이 존재합니다. 기본적으로 입안의 청결이 중요하기 때문에 양치와 가글은 기본적으로 해주시는 게 좋습니다.

첫 번째는 염증 부위를 외부의 자극으로부터 보호하기 위해 스테로 이드 연고제를 바릅니다. 두 번째는 재발이 잦은 구내염이 점차 커지는 걸 막기 위해 알보칠(폴리크레줄렌액)로 환부를 소독합니다. 세 번째는 비타민B군을 고함량으로 먹어 회복력을 높여 점막 재생을 돕는 것입니다. 단계별로 상세히 설명하겠습니다.

❶ 베이스 – 가글제

케어가글(한미약품), 가그린(동아제약), 인사덴트(동국제약), 헥사메딘(부광약품), 탄툼(안젤리니)

청결한 구강을 위해 양치 후 가글은 기본입니다. 만약 통증이 생겼다면? 부루펜(NSAID계 소염진통제)을 사용하면 됩니다. 부루펜과 같은 소염진통제를 먹어도 되고, 아프니벤큐 같은 소염진통제 가글제를 사용해도 됩니다. 아프니벤큐와 같은 가글제의 경우 약물이 염증 부위에 직접 작용하기 때문에 체감효과가 더 좋습니다.

❷ 1차 선택약 – 오라메디(스테로이드 연고제)

애드먹(Merz), 카미스타드엔겔(진양제약), 오라메디연고(동국제약), 아비나파스타연고(태극제약), 페리덱스연고(녹십자), 아프타치정(동화약품)

경증의 구내염은 연고만 바르셔도 회복이 잘됩니다. 오라메디로 유명한 스테로이드 연고제는 염증 부위를 덮어 보호장벽을 만듭니다. 스테로이드가 염증을 줄이고 통증을 완화합니다. 경증의 구내염에는 오라메디만 바르셔도 간단히 회복됩니다.

③ 2차 선택약 - 알보칠(폴리크레줄렌액)

알보칠(다케다), 페리터치(녹십자)

중증이며 재발이 잦은 구내염의 경우 환부가 자꾸만 커집니다. 알보칠로 유명한 폴리크레줄렌액은 환부를 소독하며 막을 만들어 추가적인 균의 유입을 막습니다. 알보칠로 환부를 소독한 후 막을 형성하고, 오라메디와 같은 스테로이드 연고제로 환부를 덮어 놓으면 염증 부위를 빠르게 줄일 수 있습니다.

④ 3차 선택약 - 비타민 B군

이바내정(정우신약), 임팩타민정(대웅제약), 오라비텐정(동국제약), 리보테인정(조아제약)

아무리 약을 써도 점막 재생에 필요한 영양소가 고갈된 경우 회복이 잘되지 않습니다. 비타민B군, 이 중 비타민B2 리보플라빈이 구내염의 점막재생에 중요한 역할을 합니다. 구내염이 자주 발생하시는 분이나 회복이 더딘 분들은 고함량 비타민B군 제품을 먹으면 회복이 빨라지고 구내염이 잘 재발하지 않습니다.

> **구내염 핵심 솔루션** 🔍
>
> **가글제 + 스테로이드 연고 + 폴리크레줄렌액**
> + 회복이 느리면 **비타민B군**
> + 통증이 심하다면 **부루펜**

페리덱스

페리덱스 연고에는 효과 좋은 스테로이드인 덱사메타손이 들어 있어 통증과 염증을 호전시키고 염증 부위를 보호할 수 있습니다. 염증 부위에 침이 너무 많으면 잘 발라지지 않으므로 환부에 침이 없는 상태에서 바르는 게 좋습니다. 다른 연고보다 접착력이 강해 쉽게 떨어지지 않는 것이 장점입니다.

아프니벤큐

강력한 소염진통제인 디클로페낙이 든 가글제입니다. 환부에 직접 작용해 구내염의 통증을 완화시키는 효과가 있습니다. 빠른 통증 완화가 목적이라면 아프니벤큐가 적합합니다. 아픈 부위에 1분 동안 머금고 가글을 한 후에 뱉어 주시면 됩니다. 가글 후에는 물로 헹구지 않는 것이 좋습니다.

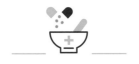

위염, 식도염

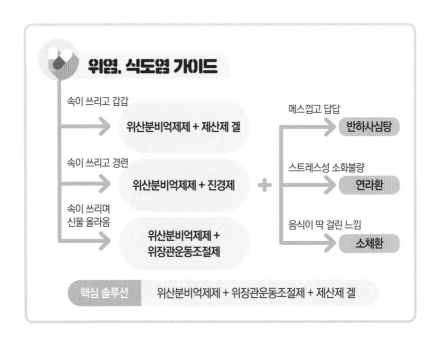

약과 영양제, 한 권으로 끝내기
지금 당장 건강에 투자하라!

이렇게 아파요(증상, 원인)

매콤하고 맛있는 음식들은 꽤나 중독성이 있습니다. 그래서 그런지 매운 떡볶이, 매운 짬뽕, 불닭볶음면, 불닭발 등 매운 음식들이 인기입니다. 하지만 이런 매운 음식을 즐기다 보면 속이 답답해지며 소화가 안 될 때가 있습니다. 속이 쓰리고 신물이 올라오는 경우도 있지요. 이 외에도 명치가 아프거나 경련이 일어나고, 속이 울렁거리며, 구토가 나옵니다. 그런데 왜 이런 증상이 발생하는 걸까요?

원인은 상당히 다양합니다. 맵거나 짠 음식, 술, 담배, 카페인, 스트레스, 헬리코박터균, 약물 등이 있지요. 하지만 일반적으로는 과도한 스트레스와 맵고 자극적인 음식 때문에 발생합니다. 스트레스, 커피 속 카페인, 자극적인 음식 등은 위산을 과다하게 분비시킵니다. 이들로 인해 위산이 많아지면 위를 자극해 속이 쓰리고, 식도로 역류하면 목이 타는 듯한 느낌이 들죠. 위가 손상되어 염증이 발생하면 위염, 위산이 식도로 역류해 손상시키면 식도염입니다. 위염과 식도염은 식습관이 크게 좌우하기 때문에 증상이 발생했다면 재발될 가능성이 높습니다. 식습관을 교정하지 않는 이상 꾸준히 위와 식도가 손상되고, 한 번 손상되었던 부위는 다시 염증이 발생하기 쉽기 때문입니다. 따라서 위염과 식도염을 완치하려면 약물치료와 함께 식습관 개선을 꼭 병행해야 합니다.

어떤 약을 먹어야 할까요?

위염, 식도염의 주원인은 위산과다입니다. 위산을 중화시키는 제산제, 위산분비를 억제하는 위산분비억제제를 먹어야 호전이 됩니다. 제산제 현탁액 제품에는 주로 알긴산이라는 성분이 많이 사용되는데요. 이 알긴산은 위산을 중화시키며 손상된 점막을 보호합니다.

위산분비억제제 + 제산제 현탁액

• 위산분비억제제

파모티딘, 시메티딘

아프소겐정(한국파비스), 애시컨정(동아제약), 티파딘정(경방신약), 위모티콘정(삼익제약)

위산이 많이 나오는 것이 문제이니 우선 위산분비를 줄여야 합니다. 위산을 분비하는 위벽세포가 있습니다. 여기에 위산을 분비시키는 일종의 스위치(H2 receptor)가 달려 있는데요. 이 스위치는 히스타민이라는 녀석이 가서 누를 수 있습니다. 이 스위치를 막으면 위산도 덜 나오겠지요. 이것을 막아주는 약물이 바로 시메티딘, 파모티딘, 라니티딘 같은 위산분비억제제(H2 receptor antagonists)들입니다.

• 제산제 현탁액

알긴산, 탄산수소나트륨, 인산알루미늄, 탄산칼슘

알마겔에프현탁액(유한양행), 겔포스엠현탁액(보령제약), 개비스콘현탁액(옥시레킷벤키저), 바로스콘더블액션현탁액(영진약품), 위엔젤더블액션현

탁액(JW중외제약), 겔포스현탁액(보령제약)

위산이 과다하고, 가슴이 갑갑하며 더부룩하고, 신물이 올라와서 목이 타는 듯한 증상들은 위산이 과다해 생기는 것인데, 위산분비억제제를 복용하면 약물이 효과를 나타내기까지 30분 정도가 걸립니다. 하지만 제산제는 먹는 순간, 바로 산을 중화시키기 때문에 빠르게 효과를 보실 수 있지요. 쉽게 말해 급한 불을 바로 끌 수 있는 소화기 같은 역할을 하는 것이 제산제입니다.

❶ 속이 쓰리고 답답하다면?
위산분비억제제 + 제산제

위산이 과다해 생기는 속 쓰림 증상은 위산분비억제제를 먹으면 호전이 됩니다. 빠르게 효과를 보기 위해서 제산제와 함께 먹는 게 좋습니다. 위산분비억제제와 제산제가 함께 든 제품이 있으니 이러한 복합제를 먹는 것이 더 효과가 좋겠죠.

❷ 속이 쓰리고 경련이 생긴다면?
위산분비억제제 + 진경제

과다한 위산을 줄이기 위해 위산분비억제제를 먹어야 하고, 경련을 진정시키기 위해 진경제를 먹어야 합니다. 진경제 성분으로는 부스코판(부틸스코폴라민)이나 파파베린, 디시클로민 등이 있습니다. 한 가지 성분으로 된 제품보다는 여러 성분이 함께 든 복합제를 먹으면 효과가 더 좋습니다.

❸ 속이 쓰리며 신물이 올라온다면?
위산분비억제제 + 위장관운동조절제 + 제산제 현탁액

과식을 해서 위에 음식물이 가득 차거나 하부식도 괄약근이 느슨해져서 위산이 역류하는 것이 원인입니다. 위산을 억제하고 위장운동을 촉진하는 약을 먹어야 호전이 되겠죠. 위산분비억제제와 위장관운동조절제를 함께 먹으면 됩니다. 그리고 여기에 더해 알긴산 성분의 제산제 현탁액을 공복에 먹게 되면 손상된 점막을 보호해 더 빠른 회복을 돕습니다.

한약재 중에서도 위에 좋은 약들이 많습니다. 위장질환에 쓰는 한약은 다음과 같습니다.

위염, 식도염에 쓰는 한약

1. 속이 메스껍고 울렁거리며 답답하다?
위를 진정시키고 답답함을 풀어주는 반하사심탕

2. 스트레스성 소화불량이다?
위의 순환과 소화를 돕는 연라환

3. 음식이 위나 식도에 걸린 느낌이다?
위의 정체감을 해소시켜주는 소체환

약과 영양제, 한 권으로 끝내기
지금 당장 건강에 투자하라!

위산분비억제제 + 위장관운동조절제 + 제산제 겔

약 VS 약   겔포스 VS 개비스콘

🔒 겔포스

겔포스에는 콜로이드성 인산알루미늄과 수산화마그네슘이 들어 있습니다. 이들은 과잉 분비된 위산을 중화시키고 위벽을 보호하는 효과가 있습니다. 시메티콘은 위에 형성된 기포를 줄여 가스를 제거하는 효과가 있습니다. 속 쓰림, 위부 팽만감을 개선시킬 수 있죠.

🔒 개비스콘

개비스콘에 든 탄산수소나트륨과 탄산칼슘은 위산을 중화해주고, 알긴산나트륨은 위 내에서 젤리처럼 변해 두꺼운 방어층을 형성합니다. 알긴산은 혈소판 응집작용이 있어 지혈작용을 통해 위를 보호하고 염증과 궤양의 치유를 돕습니다.

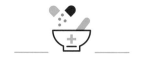

과식, 소화불량

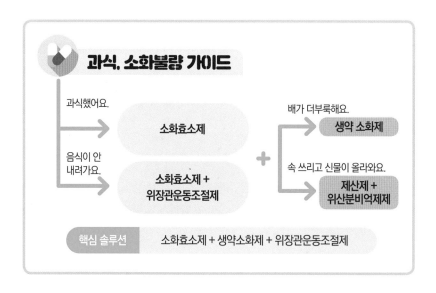

약과 영양제, 한 권으로 끝내기
지금 당장 건강에 투자하라!

이렇게 아파요(증상, 원인)

맛있다고 소문난 뷔페에 가면 맛있는 음식이 어찌나 많은지 몇 가지만 담아도 그릇이 가득 찹니다. 뷔페 음식들은 하나같이 맛있어 보이죠. 모든 메뉴를 다 먹고 싶다는 욕심이 생깁니다. 그렇게 하나둘 그릇을 쌓아 나가게 되죠. 열심히 먹다 보면 배가 볼록 나오며 위에 음식이 가득 찬 것 같습니다. 한 그릇만 더 먹겠다는 욕심을 부리다 보면 속이 답답해져 옵니다. 심하면 호흡이 가빠오고 살짝 식은땀도 나기 시작합니다. 과식으로 인한 소화불량입니다.

비단 뷔페가 아니더라도 맛있는 음식을 먹다 보면 평소의 식사량보다 많이 먹게 되죠. 이렇게 과식을 하게 되면 소화가 잘 안 되고, 이를 '소화불량'이라고 부릅니다. 하지만 소화불량은 이 자체가 질병은 아니며, 음식이 잘 소화되지 않는 증상을 표현하는 것입니다.

어떤 약을 먹어야 할까요?

우리 몸에서 분비되는 소화액의 용량에는 한계가 있습니다. 만약 소화할 수 있는 용량을 넘어 음식을 과하게 먹었다면 소화를 도와줄 수 있는 약을 먹어야 합니다. 부족한 소화액의 역할을 대신할 수 있는 것이 바로 소화효소제이고, 이들은 음식물의 분해를 도와줍니다. 만약 소화기관의 운동력이 떨어지면 소화가 잘되지 않습니다. 이럴 때는 소화기관의 운동을 도와주는 위장관운동조절제를 먹으면 도움이 됩니다. 여기에 소화기관을 자극해 활성화시키는 생약소화제까지 먹으면 더욱 잘 듣습니다.

- **소화제**(소화효소제)

  베아제정(대웅제약), 큐자임정(유한양행), 다제스캡슐(동국제약), 훼스탈플러스(한독약품), 판키아제정(일동제약)

과식을 하면 우리 몸의 소화력이 충분하지 못해 음식물의 분해 이동 속도가 느려집니다. 이때 소화효소제를 복용하면 음식물의 소화를 도와주고, 음식물이 소화되면 장내에서 아래로 이동해 식체감이 사라집니다.

소화효소는 크게 3가지로 나눌 수 있습니다. 탄수화물을 분해하는 아밀레이즈(amylase), 단백질을 분해하는 프로테이즈(protease), 지방을 분해하는 라이페이즈(lipase)입니다. 이와 같은 소화효소들은 췌장에서 많이 만들어지는데요. 돼지 췌장에서 추출한 소화효소가 '판크레아틴' 이고, 미생물을 배양해서 얻은 소화효소가 '비오스타제'입니다. 그리고 야채 채소를 분해하는 효소가 있습니다. 이를 셀룰레이즈(cellulase)라고 합니다. 우리가 잘 알고 있는 훼스탈에는 판크레아틴과 셀룰레이즈가 주성분으로 들어 있고요. 베아제에는 비오디아스타제, 라이페이즈, 판크레아틴이 주성분으로 들어 있습니다.

- **위장관운동조절제**(위운동약)

  트리메부틴 : 메부라틴정(광동제약), 트리싹정(제일), 트리앤정(일양약품), 리메부틴정(보령제약)

  돔페리돈 : 멕시롱액(동아제약), 크리맥액(일양약품), 그린큐액(동성제약)

컨디션이 안 좋은 날은 입맛도 없는데 식사를 하게 되면, 조금만 먹어도 금방 배가 부르고 위가 가득 찬 느낌이 들며 심하면 속이 울렁거려서 구토를 하기도 합니다. 소화기관의 운동능력이 떨어졌기 때문인데요. 이러한 증상들은 '기능성 소화불량'이라고 합니다. 이때는 소화효소제를 먹어도 식체감이 잘 사라지지 않습니다. 소화불량의 원인이 장의 운동능력 저하에 있으니 위장관운동조절제를 먹어야 호전이 됩니다.

생약소화제
까스활명수큐액(동화약품), 베나치오에프액(동아제약), 속청액(종근당), 까스명수액(삼성제약)

소화효소제가 우리에게 부족한 소화효소를 공급하고, 위장관운동조절제가 장운동을 돕는다면, 생약소화제는 우리가 가진 소화능력을 향상시켜주는 역할을 합니다. 보통 들어가는 성분으로 감초, 건강, 계피, 진피, 창출, 현호색 등이 있는데요. 자주 사용되는 성분들의 효능을 간단히 정리해보았습니다.

① 건강(생강) : 위의 운동을 향상하고, 몸과 장을 따뜻하게 하며, 소화액 분비를 촉진하고, 위경련을 억제합니다.
② 육계(계피) : 복통이 호전되며, 항균 항염 효과가 있습니다.
③ 진피 : 항균작용으로 장염을 개선하고, 항궤양 작용이 있으며, 담즙분비를 촉진해 소화기능을 향상합니다.
④ 창출 : 위장을 건강하게 하고, 위의 운동을 촉진합니다.
⑤ 감초 : 진경작용으로 복통과 위경련을 완화합니다.

⑥ **현호색** : 진통 및 항궤양 효과가 있고, 위장운동을 활성화하며, 위 배출을 촉진하고, 기능성 소화불량을 개선합니다(임부 안정성이 확립되지 않았으니 임산부는 복용을 피해주세요).

⑦ **멘톨, 정향, 회향** : 소화불량, 진통, 진경, 항궤양에 효과가 있습니다.

⑧ **후박** : 복부팽만감을 완화하고, 경련을 억제합니다.

⑨ **용담** : 위액분비를 촉진하고, 위를 건강하게 해줍니다.

❶ 밥을 너무 많이 먹었어요, 과식했다면?

소화효소제

단순히 과식을 한 경우에는 소화효소제를 먹으면 됩니다. 배가 조금 부른 정도라면 소화제를 한 알 정도만 먹으면 되고, 심하게 과식을 했다면 복용량을 늘려서도 됩니다. 여기에 생약소화제 드링크를 함께 먹으면 소화에 더욱 도움이 됩니다.

❷ 음식이 안 내려간다면?

소화효소제 + 위장관운동조절제

위장운동능력이 떨어진 경우에는 위장운동을 촉진하고 복통을 완화시키는 트리메부틴을 먹으면 됩니다. 여기에 소화효소제를 추가해서 먹으면 더 효과가 좋습니다. 위장운동을 촉진하는 성분 중 대표적인 것이 돔페리돈입니다. 돔페리돈은 위장운동을 촉진해 소화불량과 메스꺼움을 빠르게 완화시킵니다.

❸ 식체에 신물도 올라온다면

위산분비억제제 + 위장관운동조절제 + 소화효소제

위산이 과다 분비된 경우 음식물이 위에서 정체되고 위산이 역류할 수 있습니다. 소화효소제와 위장관운동조절제를 먹으면 일부 호전이 됩니다. 하지만 위산이 과도하게 분비된 경우에는 식체감이 쉽게 사라지지 않습니다. 이때 제산제와 위산분비억제제를 추가로 먹으면 산이 중화되며 소화도 촉진되고 위의 정체감이 사라집니다.

과식, 소화불량 핵심 솔루션

소화효소제 + 마시는 생약소화제 + 위장관운동조절제

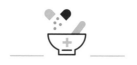

설사, 복통

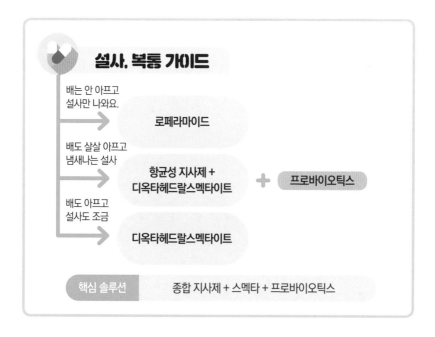

설사, 복통 가이드

배는 안 아프고
설사만 나와요.
→ 로페라마이드

배도 살살 아프고
냄새나는 설사
→ 항균성 지사제 +
디옥타헤드랄스멕타이트 **+** 프로바이오틱스

배도 아프고
설사도 조금
→ 디옥타헤드랄스멕타이트

핵심 솔루션 종합 지사제 + 스멕타 + 프로바이오틱스

이렇게 아파요(증상, 원인)

목이 말라서 좋아하는 시원한 우유를 벌컥벌컥 마셨습니다. 더워서 좋아하는 수박을 마음껏 먹었습니다. 스트레스를 받아서 시원하고 달콤한 아이스크림을 한 통 비웠습니다. 디저트로 빙수 한 그릇을 시원하게 해치웠습니다. 그랬더니 배가 살살 아파오고, 꾸르륵 소리가 나며, 배에서 응급신호를 보냅니다. 설사입니다.

설사는 차가운 음식, 스트레스, 세균 바이러스 등의 감염, 독소, 유당불내증, 기름진 음식 복용 등 여러 가지 원인으로 인해 발생합니다. 특히 장이 약하신 분들은 음식이나 스트레스에 예민하게 반응해 설사와 복통을 자주 겪지요.

어떤 약을 먹어야 할까요?

설사에도 몇 가지 종류가 있습니다. 발생하는 기전에 따라 삼투압성(osmotic), 분비성(secretory), 염증성(inflammatory), 운동성(motor)으로 나뉩니다. 흔히 나타나는 급성 설사는 삼투압성과 분비성이고, 운동성과 염증성은 만성 설사의 원인입니다.

삼투압성 설사의 주요 원인은 바이러스나 세균이 생성하는 독소입니다. 만약 바이러스, 세균 감염에 의한 설사로 '발열, 구역, 구토, 탈수증, 몸살 오한, 경련'과 같은 증상이 나타난다면 빨리 병원에 가서야 합니다. 전문의의 진료가 필요한 증상이며 일반약으로 치료하기 어렵기 때문입니다. 하지만 감염성이 아닌 단순 비염증성 설사나 운동성 설사,

가벼운 복통 정도는 일반약으로 어렵지 않게 개선이 됩니다. 이와 같은 가벼운 설사에는 어떤 약을 쓰는지 살펴보겠습니다.

• 로페라마이드
로페시콘츄정(한미약품), 로프민(영일제약)

효과적이고 안전한 약으로 널리 사용되는 지사제(설사를 치료하는 약) 성분입니다. 장의 근육에 있는 스위치(μ-opioid receptor)를 자극해 장의 운동성을 저하시키고, 수분과 전해질을 흡수시켜 설사를 억제합니다. 6세 미만의 소아에게는 부작용 위험성 때문에 권하지 않습니다.

• 디옥타헤드랄스멕타이트
스멕타현탁액(대웅제약), 포타겔현탁액(대원제약), 슈멕톤현탁액(일양약품)

흔히 스멕타로 알려진 이 성분은 원래 진흙의 성분입니다. 흡착성이 있기에 설사를 유발하는 병원성 세균, 바이러스, 독소 등을 흡착 및 배설할 수 있습니다. 또한 염증이 있는 부위에 들러붙어 회복을 도울 수 있습니다. 인체에 흡수되지 않는 성분이므로 유·소아도 안심하고 사용할 수 있습니다. 다만 흡착성 때문에 다른 약의 흡수에 영향을 미칠 수 있고, 음식과 함께 복용 시 효과가 떨어집니다. 그러니 다른 약이나 음식과는 2시간 정도 시간 간격을 두고 복용하는 게 좋습니다.

• 베르베린

후라베린큐(일동제약)

베르베린은 매자나무, 황련 등에 풍부한 물질로 항균 효과가 있습니다. 설사를 유발하는 균을 제거해 감염성 설사를 개선할 수 있습니다. 또한 장 내벽의 기능을 개선시키고, 장의 염증을 완화시키는 효과도 있습니다.

• 종합 지사제

로이디펜캡슐(미래제약), 바이스탑캡슐(신일제약), 로페도에프캡슐(마더스제약), 로페놀캡슐(씨엠지제약)

장의 운동성을 저하시켜 설사를 멎게 하는 로페라마이드 성분과 항균 효과를 가진 베르베린, 아크리놀, 그리고 정장작용을 하는 유산균(프로바이오틱스)까지 종합적으로 함유한 지사제가 종합 지사제입니다. 설사의 여러 원인을 종합적으로 개선시킬 수 있어 대부분의 설사와 복통에 효과적으로 작용합니다.

❶ 배는 안 아픈데 물설사가 나온다면?

로페라마이드

로페시콘츄정(한미약품), 로프민(영일제약)

발열, 복통 없는 단순 물설사는 비염증성 운동성 설사로 장 분비세포의 과한 분비를 막고 장운동을 저하시키면 호전됩니다. 이런 효과를 가진 성분이 바로 로페라마이드이고, 이 성분을 먹으면 가벼운 물설사는 빠르게 개선됩니다.

② 배도 살살 아프고 냄새나는 설사를 한다면?

종합 지사제 + 스멕타(디옥타헤드랄스멕타이트)

복통을 동반하며 독성물질로 인한 냄새가 난다면, 염증성 설사나 세균성 설사인 경우입니다. 세균 감염으로 인한 급성 설사에는 항균 성분을 함유한 종합지사제를 사용해야 합니다. 항균성 지사제 성분에는 비스무트차질산, 베르베린, 스코폴리아 등이 있습니다. 항균 성분이 병원성 균을 제거하고, 진경제 성분이 복통을 완화시킬 수 있습니다. 여기에 스멕타현탁액(대웅제약)을 추가로 복용해 독소와 세균을 흡착해 배설을 시키면 증상이 빠르게 호전됩니다.

③ 배도 조금 아프고, 설사도 조금 나온다면?

스멕타(디옥타헤드랄스멕타이트)

스멕타현탁액(대웅제약), 포타겔현탁액(대원제약), 슈멕톤현탁액(일양약품)

경증의 단순 설사나 복통에는 스멕타(디옥타헤드랄스멕타이트)만 복용합니다. 스멕타는 천연 점토로 장내의 병원성 세균과 독소 바이러스를 흡착 배설하며, 위장점막과 장점막을 보호하는 역할도 합니다. 따라서 경증의 복통과 설사 증상에는 공복에 스멕타만 먹어도 호전이 됩니다.

④ 배가 많이 아프면서 설사도 나온다면?

종합 지사제 + 부스코판플러스(부틸스코폴라민+아세트아미노펜)

염증이나 세균으로 인해 설사가 나오며 복부의 경련과 통증도 동반
한 경우입니다. 종합 지사제를 복용해 세균을 없애고 염증을 개선시켜
야 합니다. 복통이 심한 경우에는 몸살처럼 근육통과 오한이 발생할 수
있는데요. 이런 경우에는 진경제와 진통제가 들어 있는 부스코판플러
스와 같은 약을 먹으면 잘 듣습니다. 종합지사제와 부스코판플러스는
모두 공복에 복용하실 수 있습니다.

설사, 복통 핵심 솔루션 🔍

종합지사제 + 스멕타 + 유산균(프로바이오틱스)

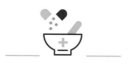

변비

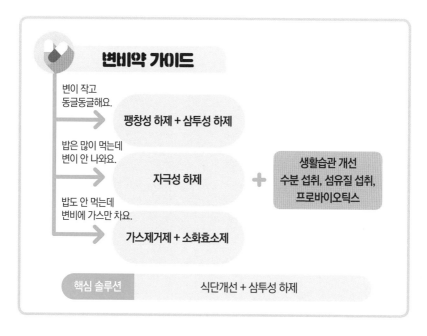

변비약 가이드

변이 작고
동글동글해요.
→ **팽창성 하제 + 삼투성 하제**

밥은 많이 먹는데
변이 안 나와요.
→ **자극성 하제**

밥도 안 먹는데
변비에 가스만 차요.
→ **가스제거제 + 소화효소제**

+

생활습관 개선
수분 섭취, 섬유질 섭취,
프로바이오틱스

핵심 솔루션   식단개선 + 삼투성 하제

　많은 여성분들이 아름다운 몸매를 위해 다이어트를 하죠. 살을 빼야 하니 운동도 열심히 하고 음식은 아주 조금만 먹습니다. 보통 아침은 안 먹고, 점심에 치즈케이크에 아메리카노 정도로 식사를 대신합니다. 적극적으로 다이어트를 하는 분들은 저녁을 다이어트 보충제로 대신하기도 합니다. 그러면 이상하게 먹은 것도 없는데 배가 아파옵니다. 배가 아파 화장실에 가도 변은 나오지 않습니다. 아랫배가 빵빵해지고 가스만 나오는 경우가 많지요. 이것이 대부분의 여성분들이 변비에 걸리는 패턴입니다.

　물론 단순히 변이 잘 안 나온다고 해서 모두 변비인 것은 아닙니다. 여기에도 기준이 있고 특징이 있습니다. 먼저 변비를 한 문장으로 쉽게 정리하면 '배변 빈도가 일주일에 3번 이하이며, 변의 상태는 단단하고 건조하며 배출이 어려운 것'입니다. 그리고 다음과 같은 5가지 특징을 가집니다.

변비의 조건

① 아랫배에 힘을 주어야 대변이 나온다.
② 변이 단단하고 건조하다.
③ 대변의 양이 적다.
④ 용변을 본 후 잔변감이 있다.
⑤ 배변 횟수가 감소한다.

도대체 왜 변비가 생기는 걸까요? 변비의 원인은 다양합니다. 앞서 설명한 대로 섬유질이 부족한 식사가 원인인 경우가 가장 많습니다. 다이어트를 하는 여성분들에게 많이 발생되죠. 스트레스를 받으면 장의 운동성이 저하되어 변비가 쉽게 생깁니다. 살이 쪄서 스트레스를 받으며, 다이어트까지 하는 분들이라면 변비가 생길 수밖에 없겠죠. 어린아이의 경우에는 배변학습을 하며 변을 억지로 참다 보니 생기는 경우도 있습니다. 때로는 수분을 충분히 섭취하지 못해 생기기도 합니다.

이처럼 변비는 식습관과 생활습관이 대부분의 원인입니다. 따라서 대부분의 변비는 약물치료가 아닌 식습관, 생활습관 개선으로 완치됩니다. 다음 4가지만 따라 하면 됩니다.

변비 완치 비법

① 물을 많이 드세요(1시간에 1컵씩 하루 8번).
② 섬유질을 많이 드세요(채소 한 사발).
③ 운동하세요(유산소 운동 30분 이상).
④ 유산균을 드세요(공복에 고급 유산균제 한 알).

약을 먹지 않아도 위의 4가지만 실천하면 변비는 호전이 됩니다. 그럼에도 불구하고 악성 변비로 인해 개선이 안 되거나, 여러 가지 이유로 인해 1번에서 4번 중 하나라도 실천이 어렵다면 다음 약물의 도움을 받아야 합니다.

어떤 약을 먹어야 할까요?

변비를 해결할 수 있는 약에는 여러 가지가 있습니다. 변의 양을 늘리는 약, 수분을 끌어당겨 변을 부드럽게 하는 약, 장을 자극해 장운동을 촉진시키는 약 등 각각의 증상에 맞는 약을 선택하셔야 합니다.

• 팽창성 하제
차전자피
아락실과립(부광약품), 나이스과립(오스틴제약), 루비락스과립(아이월드제약), 위드윈엘과립(광동제약)

팽창성 하제는 이름 그대로 수분에 의해 팽창해 장운동을 자극하고, 변의 양을 늘려서 변비를 치료하는 약입니다. 차전자피가 주로 사용됩니다. 팽창성 하제는 수분에 의해 부피가 커지기 때문에 약을 드실 때 물을 충분히 먹는 것이 중요합니다.

• 삼투성 하제
락툴로즈, 마크로골
폴락스산(안국약품), 듀파락이지시럽(JW중외제약), 모비락스산(한국팜비오)

삼투성 하제는 장으로 흡수되지 않는 고분자가 삼투압 차이를 이용해 수분을 끌어당겨 변을 부드럽게 하는 약입니다. 듀파락이지시럽이 대표적인 제품입니다. 이들은 체내로 흡수되지 않기 때문에 부작용이 거의 없고, 맛이 꿀처럼 달기 때문에 복용 편의성이 좋아 많이 사용됩니다.

• 자극성 하제

비사코딜, 센나, 노회

둘코락스에스장용정(사노피아벤티스), 비코그린에스정(코오롱제약), 메이

킨큐장용정(명인제약), 굿모닝에스과립(한풍제약)

자극성 하제란 대장을 자극해 장운동을 촉진시켜 변비를 치료하는 약입니다. 둘코락스에스가 대표적인 약입니다. 변이 딱딱하게 굳어진 경우 대변이 잘 나오지 않기 때문에 변을 부드럽게 만드는 도큐세이트 같은 연화제와 함께 들어 있는 제품이 많습니다. 그런데 자극성 하제는 장에서만 장을 자극하도록 코팅이 되어 있는데요. 이것을 '장용 코팅'이라고 합니다. 만약 제품을 복용할 때 코팅을 벗겨서 먹으면 무용지물이 되겠죠. 그러니 약을 그대로 복용해야 합니다. 약물 자체가 장을 자극하는 성분이라 먹을 때 물을 충분히 섭취하지 않으면 장을 심하게 자극해 복통이 발생할 수 있으니 주의해야 합니다. 그리고 효과가 좋다고 자주 복용하거나 용량을 늘려가며 복용할 경우 대장의 신경과 근육이 손상될 수 있으니 자주 먹으면 안 됩니다.

• 염류성 하제

수산화마그네슘

마그밀정(삼남제약)

삼투성 하제와 유사하게 삼투압을 이용해 수분을 장으로 끌어들여 변을 부드럽게 만드는 약입니다. 심각한 부작용이 거의 없고, 복용량을 조절하기 쉬워 병원에서도 자주 사용하는 성분입니다. 제품 중에서는

마그밀이 가장 유명합니다.

❶ 먹는 게 부실해서 변이 작고 딱딱하며 동글동글하다면?
팽창성 하제(차전자피) + 삼투성 하제(락툴로즈)

차전자피 제품으로는 아락실 과립이 대표적입니다. 차전자피 제품을 충분한 물과 함께 먹으면, 장내에서 팽창해 충분한 사이즈의 변을 형성합니다. 락툴로즈 성분의 제품으로는 듀파락이지시럽이 유명하지요. 듀파락 같은 삼투성 하제는 물을 끌어들여 변을 촉촉하게 만들어주니 자연스럽게 변비를 개선시킬 수 있습니다.

❷ 식사도 많이 해서 배는 가득 찼는데 도대체 변이 안 나온다면?
자극성 하제 복합제(비사코딜 + 도큐세이트)

둘코락스 비코그린과 같은 유명 변비약에는 대장을 자극해 장운동을 촉진하는 자극성 하제와 변을 부드럽게 만들어주는 대변연화제, 도큐세이트가 함께 들어 있습니다. 식습관을 개선해도 잘 나오지 않는 악성 변비가 생긴 경우에는 이런 자극성 하제를 먹으면 빠르게 효과를 볼 수 있습니다.

❸ 변도 잘 안 나오고 가스도 많이 차요
가스제거제 + 소화효소제

변비와 함께 자주 호소하는 증상 중 하나가 가스, 트림, 방귀입니다.

소화되지 않은 음식물이 대장에 잔류하면, 각종 세균이 이 잔류물을 분해하며 메탄가스나 수소가스가 생성됩니다.

가스는 매 순간 생성되어 하루 500~1500ml 정도 배출되나 이를 넘어가게 되면 트림이나 방귀로 나옵니다. 만약 황이 많이 함유된 식품, 계란과 같은 것을 많이 먹으면 황화수소와 같이 악취가 심한 가스가 나옵니다. 이렇게 가스로 인해 트림, 방귀가 나오고 배가 빵빵해지는 경우에는 잔류물과 가스를 제거하는 게 우선이겠죠. 이런 경우에는 가스 제거제와 소화효소제를 먹어야 합니다.

> **변비 핵심 솔루션** 🔍
>
> **식생활습관 개선 + 듀파락(삼투성 하제)**

약 VS 약　**둘코락스 VS 아락실**

🔋 둘코락스

둘코락스에는 자극성 하제인 비사코딜과 대변 연화제인 도큐세이트가 함께 들어 있습니다. 비사코딜은 위장 점막을 자극할 수 있어서 장용 코팅이 되어 있습니다. 이 코팅이 벗겨지면 안 되므로 씹어 먹거나 우유와 함께 먹으면 안 됩니다. 또한 섭취할 때 물을 조금 먹거나 한 번에 약을 많이 먹으면 장을 자극해 복통이 발생할 수 있습니다. 빠른 효과를 원하는 분들이 많이 찾는 제품입니다만, 극단적인 다이어트로 인해 변이 형성되지 않고 배가 아픈 경우에는 오히려 복통만 악화할 수 있어 주의해야 하는 약물입니다. 또한 7일 이상 장기 복용 시 약물 내성이 발생할 수 있으니 단기로만 사용하는 것이 좋습니다.

🔒 아락실

아락실과립에는 차전자피, 차전자, 센나 성분이 들어 있습니다. 차전자와 차전자피는 식이섬유의 일종으로 수분을 흡수해 대변의 양을 늘려줍니다. 따라서 변의 양이 적거나 가는 변을 보는 환자에게 적합합니다. 아락실은 자극성 하제인 센나 또한 함유해 장의 운동성을 향상시켜 주기도 합니다. 복용할 때 충분한 수분을 섭취해야 약물이 충분히 팽창해 효과를 볼 수 있습니다.

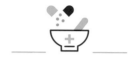

안구건조

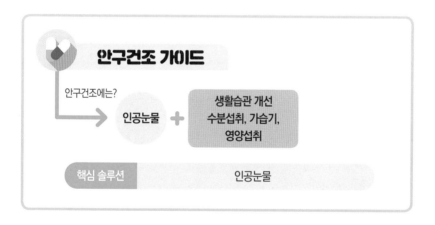

이렇게 아파요(증상, 원인)

건조한 가을바람이 불어오기 시작하면 목이나 눈이 건조해지기 시작합니다. 눈이 시리고 아프며 뻑뻑하다면 안구건조의 증상입니다. 단순히 눈이 뻑뻑해지는 경증부터 눈에 모래가 들어간 듯한 이물감과 통증을 동반하는 안구건조까지 많은 분들이 흔하게 겪는 증상입니다.

안구건조는 말 그대로 눈이 건조해서 생기는 질환입니다. 건조한 공기, 각막 손상, 수분 부족 등 다양한 원인에 의해 발생합니다. 건조한 눈은 약간 충혈된 것이 특징이며 이물감, 통증, 가려움 등을 동반합니다. 초기에는 안구의 윤활성이 감소되어 눈물이 과도하게 나오기도 하며, 중증의 안구건조에서는 강한 통증과 염증이 발생합니다.

어떤 약을 먹어야 할까요?

눈물은 3가지 층으로 구성되어 있습니다. 가장 바깥에 있는 지질층은 수분층의 수분증발을 막아주는 보호막 역할을 합니다. 중간의 수분층에는 당분, 미네랄, 면역글로불린, 디펜신 락토페린과 같은 항균성분, 각종 효소 등 다양한 생체성분이 들어 있습니다. 이들 덕분에 외부 물질과 병원균으로부터 눈을 보호할 수 있지요. 안쪽에 있는 점액층은 수분층과 지질층이 각막과 결막에 잘 부착되게 도와주는 역할을 합니다. 이 3가지 층이 충분한 두께를 가지고 고르게 균형을 이루어야 하는데, 이 균형이 깨지거나 층이 얇아져 뚫리면 안구건조 증상들이 나타납니다.

안구건조를 치료하기 위해서는 표면의 건조를 완화시켜야 하고, 자극을 감소시키며, 각막 손상을 예방해야 합니다. 가장 중요한 약은 인공눈물입니다.

- **다회용 인공눈물** : 로토씨큐브아쿠아차지(보령제약), 프렌즈아이드롭점안액(JW중외제약), 센쥬씨엘점안액(JW중외제약), 티어드롭점안액(한미약품)

• **일회용 인공눈물** : 프렌즈아이엔젤(JW중외제약), 루핑(현대약품), 아이
포레(녹십자), 아이톡(광동제약), 리안(제일약품)

인공눈물 제품에는 병에 들어서 여러 번 사용할 수 있는 다회용 인공
눈물과 한 번 쓰고 버리는 일회용 인공눈물이 있습니다. 다회용 인공눈
물은 보통 권해드리지 않습니다. 여기에 사용되는 염화벤잘코늄, 염화
벤제토늄과 같은 보존제 때문에 장기적으로 사용할 경우 각막과 결막
상피세포에 손상을 줄 수 있기 때문이죠. 그래서 가급적이면 일회용 인
공눈물 사용을 권합니다.

인공눈물은 크게 5가지 성분이 있습니다. 이 중 일반의약품으로 가
장 많이 사용되는 성분은 카복시메틸셀룰로오스나트륨(CMC-Na) 성분
입니다. 이 성분은 구조적으로 물과 매우 친하며, 눈물의 수분층을 잘
유지시켜줍니다. 수성층 부족으로 인한 안구건조증에 매우 효과적이지
요. 이 외에도 트레할로스, 히프로멜로스, 포비돈과 같은 여러 가지 성
분들이 있습니다. 기본적으로 눈물의 수분층을 유지하고, 점성을 유지
시킨다는 점에서 동일합니다.

일회용 인공눈물은 보존제가 없기 때문에 한 번 쓰고 바로 버리셔야
합니다. 병원균 감염 우려가 있기 때문입니다. 한쪽 눈에 한두 방울만
넣고 눈물액이 남았더라도 바로 폐기하는 게 좋습니다.

안구건조가 있을 때는 생활습관을 개선하는 것 또한 중요합니다. 눈
물샘에서 눈물을 잘 만들어내기 위해서는 물을 충분히 먹어야 합니다.
눈을 너무 오래 사용하지 않도록 주의하고, 적당한 휴식을 취해야 하고
요. 실내가 건조해지지 않도록 가습기를 사용하는 것도 중요합니다.

약과 영양제, 한 권으로 끝내기
지금 당장 건강에 투자하라!

안구건조 생활습관

① 물을 많이 드세요.

② 가습기를 사용하세요.

③ 1시간에 10분간 눈에 휴식시간을 주세요.

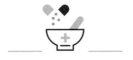

다래끼

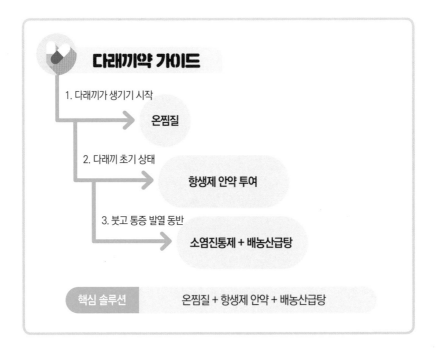

다래끼약 가이드

1. 다래끼가 생기기 시작
온찜질

2. 다래끼 초기 상태
항생제 안약 투여

3. 붓고 통증 발열 동반
소염진통제 + 배농산급탕

핵심 솔루션 온찜질 + 항생제 안약 + 배농산급탕

약과 영양제, 한 권으로 끝내기
지금 당장 건강에 투자하라!

이렇게 아파요(증상, 원인)

눈이 가렵더니 조금씩 부풀어 오릅니다. 눈이 충혈되면서 눈곱도 낍니다. 다래끼는 일반적으로 세균 감염에 의해 발생합니다. 눈꺼풀에는 여러 가지 샘이 있는데요. 짜이스샘, 몰샘, 마이봄샘 등이 있고요. 이런 샘에 세균이 감염되면 염증 반응이 일어납니다. 가려우면서 통증이 발생하기도 하고, 염증 부위가 붓고 단단해집니다.

다래끼는 어디에 생기느냐에 따라 겉다래끼, 속다래끼, 콩다래끼로 나뉩니다. 보통은 짜이스샘이나 몰샘이 감염되어 겉다래끼로 나타나게 되죠. 다래끼는 그냥 놔둬도 농이 배출되며 자연스럽게 치료되지만, 방치할 경우 콩다래끼로 진행되어 만성화되기도 합니다. 다래끼는 심각한 질환은 아니나 만성화되면 치료가 어렵고, 미관상으로도 좋지 않으니 빨리 치료하는 것이 좋습니다.

어떤 약을 먹어야 할까요?

다래끼에는 넣는 안약을 사용하기도 하고요. 먹는 약을 쓰기도 합니다. 증상이 가볍거나 심하지 않은 초기에는 안약만 사용해도 잘 듣습니다. 하지만 염증이 심해져 눈이 부풀어 오르고 통증이 발생하면, 소염 효과를 가진 약을 먹어야 호전이 잘됩니다.

• 항생제 안약

신도톱쿨점안액(국제약품), 투아이케어점안액(일양약품), 아이수점안액(한림제약), 신폴에이점안액(삼천당제약), 시크린원점안액(조아제약)

다래끼는 분비 샘에 세균이 감염되어 생기는 것이니 이 원인 균을 제거하면 증상은 호전됩니다. 보통 설파메톡사졸이라는 항생제를 사용하는데요. 이 항생제가 든 안약은 일반의약품으로 구매가 가능하며, 증상 초기에 안약을 투여하면 빠르게 증상을 호전시킬 수 있습니다.

• 배농산급탕

해농정(한솔신약), 배노신캡슐(아이월드제약), 데카신캡슐(넥스팜), 마이노신캡슐(경방신약), 마로이신캡슐(한국신약)

염증으로 부기가 있다면 농을 배출해야겠죠. 배농산급탕은 다래끼 속의 농을 배출하도록 도와 부기를 가라앉힐 수 있습니다. 다래끼로 인해 눈이 자주 붓는 분들은 상비약으로 구비해두시는 것이 좋습니다.

• 소염효소제

트립신, 브로멜라인

트립라인정(동인당제약), 인플라정(넥스팜), 안티라제정(한국비엠아이)

소염효소제는 단백질 분해효소로 다래끼 속의 이물질을 분해, 제거할 수 있습니다. 배농산급탕과 함께 사용하면 부종을 더 빠르게 가라앉힐 수 있습니다.

* **소염진통제**(NSAIDs)

  부루펜정(삼일제약), 이지엔6프로연질캡슐(대웅제약), 닥센연질캡슐(녹십자), 덱스피드연질캡슐(유한양행), 캐롤에프정(일동제약), 애드빌정(화이자)

다래끼가 커지면 열감이 생기거나 통증이 생기기도 합니다. 통증과 열감을 유발하는 염증 물질이 있는데요. 이 염증 물질을 억제하는 것이 부루펜과 같은 NSAID입니다. 따라서 통증과 열감이 있는 경우에는 부루펜과 같은 소염진통제를 먹으면 되겠습니다.

다래끼가 자주 생기는 분도 있고, 한 번 생기면 심하게 부어오르는 분도 있을 것입니다. 다래끼를 빠르게 호전시킬 수 있는 방법이 있는데요. 바로 다음의 3단계입니다.

1단계. 온찜질 + 마사지

따뜻한 수건으로 5~10분 정도 온찜질을 합니다. 온찜질을 하며 눈을 마사지해주면 더욱 좋습니다. 그러면 눈의 혈액순환이 좋아지고, 막혀 있던 샘이 뚫리면서 농이 잘 배출됩니다.

2단계. 항생제 안약 투여

증상이 조금 가라앉으면 항생제 안약을 넣습니다. 이 단계가 가장 중요한 단계입니다. 다래끼의 핵심 원인은 세균 감염이기 때문에 항생제 안약을 투여하면 악화를 막을 수 있습니다. 특히 증상 초기에 바로 항생제 안약을 투여하면 빠르게 증상을 호전시킵니다. 또한 설파메톡사졸 성분의 항생제 안약에는 혈관을 수축시키는 성분도 함께 들어 있어서 충혈과 부종도 억제할 수 있습니다.

3단계. 소염진통제 + 배농산급탕, 소염효소제

증상이 빠르게 진행된 경우에는 항생제 안약을 투여해도 부기, 통증이 남아 있습니다. 통증과 염증을 억제하고 농의 배출을 돕기 위해 부루펜과 같은 소염진통제와 배농산급탕을 함께 먹고, 부기가 심하다면 소염효소제를 먹으면 됩니다.

> **다래끼 핵심 솔루션 🔍**
>
> **온찜질 + 항생제 안약 + 배농산급탕**

다래끼 예방법 - 다래끼 재발 방지 꿀팁

① 영양요법

다래끼는 세균 감염에 의해 생긴다고 말씀드렸지요? 평소 청결에 신경 쓰는 편임에도 불구하고, 다래끼가 쉽게 생기는 분들이 있습니다. 이런 분들은 대부분 점막 면역이 약합니다. 다래끼, 위염, 장염, 구내염 등 점막이 약해 생기는 다른 질환도 쉽게 생기는 경향이 있습니다.

눈의 점막도 여러 가지 영양소에 의해 강화될 수 있습니다. Part 03에서 소개드릴 눈 영양제 조합이 있는데요. 기본 3종 영양제와 아레즈 2에 따른 눈영양제를 함께 먹으며, 하루 2L 이상의 수분을 충분히 섭취하신다면 다래끼는 물론, 안구건조와 눈의 피로가 상당히 개선될 것입니다.

❷ 항생제 안약을 상비로 가지고 다니기

눈의 점막면역이 아무리 탄탄해도 세균이 한 번에 많이 몰려온다면 어쩔 도리가 없습니다. 하지만 다래끼는 증상이 악화되기 전에 전조증상이 있습니다. 바로 가려움과 통증 열감입니다. 눈이 뭔가 불편하고 가렵고 열감이 느껴진다면 바로 항생제 안약을 넣어 주세요. 항생제 안약은 남용할 시에 문제가 되지만, 예방목적으로 수회 투약하는 것은 문제가 안 됩니다.

다래끼는 초기에 진압하면 증상이 심해지지 않습니다. 그러니 다래끼가 자주 생기는 분들이라면, 항생제 안약을 상비로 가지고 다니기를 권합니다. 눈 다래끼가 날 것 같은 증상, 가려움, 열감, 통증이 느껴지면 바로 넣어주세요(참고로 안약은 개봉 후 1달 안에 사용하고 버려야 합니다).

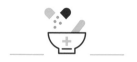

통증
- 두통, 치통, 생리통, 근육통

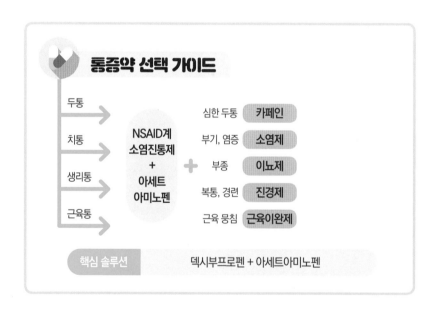

약과 영양제, 한 권으로 끝내기
지금 당장 건강에 투자하라!

'수없이 많은 진통제 중에서 잘 듣는 게 뭐지?'
'도대체 어떤 제품을 골라야 하는 거지?'

두통, 치통, 생리통, 근육통 등 각 통증에 잘 듣는 약이 무엇인지 많이들 헷갈려 합니다. 결론부터 이야기하겠습니다. 위의 모든 통증을 한번에 해결할 수 있는 조합이 있습니다. 두통, 치통, 생리통, 근육통, 관절통 등 모든 통증에 잘 듣는 일종의 통증 마스터키라고 할 수 있지요. 바로 이 조합입니다.

부루펜(덱시부프로펜) + 타이레놀(아세트아미노펜)

통증약은 종류가 상당히 많지만, 약국에서 구할 수 있는 일반 진통제의 경우에는 핵심 성분을 다음 3가지로 추려낼 수 있습니다. '타이레놀(아세트아미노펜)', '부루펜(이부프로펜 or 덱시부프로펜)', '탁센(나프록센)'입니다. 각 약물의 특징이 있으며, 약물별로 더 잘 듣는 증상이 있습니다. 각 약물을 간단히 비교해보면 다음과 같습니다.

진통제 비교			
구분	이부프로펜	나프록센	아세트아미노펜
	애드빌, 이지엔	탁센, 낙센	타이레놀, 타세놀, 트라몰
두통	○	○	○
편두통	○	○	×
해열	○	△	○
소염	○	○	×
생리통	효과 있음	가장 효과 좋음	효과 약함
이럴 때 추천	염증에 의한 통증	지속적인 염증과 통증, 편두통	감기 몸살, 발열, 두통
주요 부작용	심혈관계, 신장 부작용	위장장애	고용량 섭취 또는 음주 시 간손상
특징	해열 소염 진통 효과를 두루 갖추었고, 위궤양 간손상 등 심각한 부작용 우려가 낮음	다른 진통제에 비해 지속시간이 2배가량 길어 관절염, 편두통 등에 좋음	아이들에게도 안전하게 사용 가능, 위장장애가 거의 없기에 공복에 복용 가능

- **이부프로펜** : 부루펜정(삼일제약), 이지엔6애니정(대웅제약), 캐롤에프정(일동제약)

- **덱시부프로펜** : 이지엔6프로연질캡슐(대웅제약), 덱스피드연질캡슐(유한양행)

- **나프록센** : 탁센연질캡슐(녹십자), 낙센정(종근당)

- **아세트아미노펜** : 타이레놀정(한국얀센), 타세놀이알서방정(부광약품), 트라몰이알서방정(코오롱제약)

    몇몇 진통제에 대해서는 앞에서 설명을 드렸지만 한 번 더 설명을 드리겠습니다. 아세트아미노펜은 잘 알고 계시는 타이레놀의 성분입니다. 중추에서 작용해서 해열, 진통 효과가 있습니다. 아세트아미노펜의 장점은 위장장애가 거의 없다는 점입니다. 따라서 위가 약한 분들에게 우선적으로 권합니다.

이부프로펜(덱시부프로펜)은 부루펜, 이지엔으로 잘 알려진 성분이고요. 나프록센은 낙센, 탁센으로 잘 알려진 성분입니다. 이 약물들은 비스테로이드성 소염진통제(NSAIDs)라고 하는데요. 이부프로펜(덱시부프로펜)은 해열, 소염, 진통 효능을 모두 가졌고, 나프록센은 소염, 진통 효능을 주로 가집니다.

통증은 대부분 염증성 물질(Prostaglandin)로 인해 발생합니다. 그렇기 때문에 이 염증성 물질이 만들어지지 않게 하면 통증도 개선이 됩니다. 이 물질을 억제하는 약물이 바로 비스테로이드성 소염진통제(NSAIDs)입니다. 그래서 부루펜과 같은 비스테로이드성 소염진통제는 진통 효과와 더불어 소염 효과도 있는 것이고, 대부분의 통증에 잘 듣는 것이지요. 그럼에도 부루펜만으로 효과가 충분하지 못한 경우가 있습니다. 이때 아세트아미노펜, 즉 타이레놀을 추가해서 먹으면 효과가 더욱 좋아집니다. 그렇다면 많이 아플 때 바로 타이레놀과 부루펜을 먹으면 더 빨리 통증을 잡아낼 수 있지 않을까요? 그렇습니다. 부루펜과 타이레놀을 함께 먹으면 빠르게 통증을 잡아낼 수 있습니다. 그런데 부루펜과 같은 소염진통제에는 이부프로펜, 덱시부프로펜, 나프록센, 클로닉신 등 여러 가지가 있어 고르기가 쉽지 않습니다. 효능과 부작용을 고려해 하나를 콕 찍어서 추천하자면, 저는 '덱시부프로펜'을 추천합니다. 해열, 소염, 진통 작용을 모두 갖추었으며, 기존의 부작용은 줄인 성분이기 때문입니다.

각 약물들이 얼마나 효과가 있는지, 진통제를 어떻게 조합하면 시너지 효과가 잘 나는지에 대해서는 다음 표를 통해 쉽게 확인할 수 있습니다.

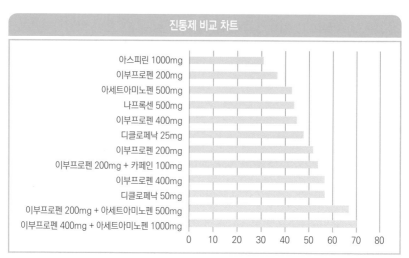

진통제 비교 차트

| 아스피린 1000mg |
| 이부프로펜 200mg |
| 아세트아미노펜 500mg |
| 나프록센 500mg |
| 이부프로펜 400mg |
| 디클로페낙 25mg |
| 이부프로펜 200mg |
| 이부프로펜 200mg + 카페인 100mg |
| 이부프로펜 400mg |
| 디클로페낙 50mg |
| 이부프로펜 200mg + 아세트아미노펜 500mg |
| 이부프로펜 400mg + 아세트아미노펜 1000mg |

출처 : Non-prescription (OTC) oral analgesics for acute pain – an overview of Cochrane reviews
(위의 통계자료는 표시 성분 복용 시 50% 이상 통증이 감소한 비율을 뜻함)

가장 효과가 좋은 진통제 조합은 맨 아래에 있는 조합입니다. 바로 이부프로펜 400mg과 아세트아미노펜 1,000mg 조합인데요. 쉽게 말씀드리면 부루펜과 타이레놀을 높은 용량으로 먹으면 가장 효과가 좋다는 것입니다. 이 조합에서 부루펜의 부작용을 줄인 성분인 덱시부프로펜으로 대신하면, 부작용을 더욱 줄이고 가장 좋은 효과를 낼 수 있겠지요. 따라서 다음의 진통제 조합이 통증의 마스터키가 됩니다.

통증의 마스터키 : 부루펜(덱시부프로펜) + 타이레놀(아세트아미노펜)

이 핵심조합을 기억해주시고, 이제부터 증상별 진통제 선택법에 대해 말씀드리겠습니다.

① 두통약

두통에도 종류가 있습니다. 크게 일차 두통과 이차 두통으로 나눌 수 있습니다. 약 90%가 일차 두통이며, 이는 편두통과 긴장성 두통, 군발성 두통으로 나눌 수 있습니다. 약국에서 약을 드실 정도의 두통 대부분은 일차 두통 중 '긴장성 두통', '편두통'입니다.

· 긴장성 두통

머리띠를 두른 듯한 압박을 양쪽 다 느끼는 경우 긴장성 두통입니다. 보통 스트레스, 피로, 수면부족 등에 의해 발생합니다. 이런 긴장성 두통은 대부분은 부루펜(NSAIDs)으로 호전이 됩니다. 심한 경우 통증 마스터키(덱시부프로펜 + 아세트아미노펜)를 사용하면 됩니다.

그래도 통증이 잘 안 가시는 경우가 있지요. 이때는 카페인을 함유한 진통제를 먹으면 더욱 잘 듣습니다. 카페인은 통증 수용체를 차단하는 효능이 있어 두통을 비롯한 각종 통증 개선에 효과가 있습니다. 그래서 타나센정(유한양행), 펜잘큐정(종근당), 게보린정(삼진제약) 등의 제품에 진통제와 카페인이 함께 들어 있는 것이지요. 부루펜과 함께 드실 때는 카페인과 아세트아미노펜 복합제인 타나센을 고르시면 됩니다.

[덱시부프로펜 + (아세트아미노펜 + 카페인 복합제)]

· 편두통

한쪽 머리만 욱신욱신 쑤시듯 아프면 대부분 편두통입니다. 정확한 원인은 밝혀지지 않았습니다만, 뇌신경과 혈관계통에 문제가 있어서 통증이 발생한다고 추정합니다.

편두통을 악화시키는 여러 요소가 있습니다. 강한 소음, 냄새, 불빛, 스트레스, 치즈, 초콜릿, 알콜 등입니다. 편두통이 생기면 위와 같은 것들을 피하셔야겠지요. 편두통은 두통 중에서도 통증이 강하고 오래가는 편입니다. 부루펜 같은 NSAIDs를 먹어야 하는데, 편두통에는 나프록센이 특히 잘 듣습니다. 편두통이 심한 경우에는 타이레놀을 추가해서 먹으면 되겠지요.

[나프록센 + 타이레놀(아세트아미노펜)]

이런 식으로 복용하면 됩니다. 그런데 잘 안 듣는 경우가 있을 것입니다. 이때 카페인 함유 복합제를 먹으면 더욱 효과가 좋아집니다.

[나프록센 + (아세트아미노펜 + 카페인 복합제)]

➋ 치통약

"붓고 시리고 피나는 잇몸병에는 이가 튼튼 이가 탄탄."

이런 노래가 나오는 이가탄 광고를 보셨을 것입니다. 이가탄은 붓고 피나는 잇몸질환에 사용할 수 있는 일반의약품입니다. 한두 달 정도 장기복용을 해서 영양제처럼 먹어도 되고, 잇몸염증 발생 시 단기적으로 먹어도 됩니다. 이가탄과 같은 잇몸약에는 다음 4가지 성분이 있습니다.

① **리소짐** : 소염제
② **아스코르브산** : 비타민C 항산화제
③ **카르바조크롬** : 지혈제

④ **토코페롤** : 비타민E 항산화제

• **이가탄 동일성분 제품** : 덴파사캡슐(동아제약), 투스딘골드캡슐(종근당), 덴드리스캡슐(중외제약)

잇몸 염증은 딱딱한 음식을 먹다가 잇몸이 상하거나, 스트레스를 많이 받아 몸이 피곤하니 잇몸이 약해지면서 생길 수 있습니다. 염증으로 인해 부기가 나타나고, 출혈도 쉽게 나타날 수 있습니다. 이가탄 성분의 제품에 든 리소짐과 카르바조크롬이 소염, 지혈 효과를 나타내어 부기와 출혈을 치료할 수 있습니다. 잇몸 염증이 가볍게 생기는 경우 이런 이가탄 제품만 먹어도 호전이 됩니다. 하지만 잇몸 염증이 심해지면 통증도 심하게 발생하게 되죠. 이럴 때는 나프록센을 추가해 다음 조합으로 먹으면 됩니다.

[나프록센 + 이가탄 성분]

나프록센은 소염 진통 효과가 뛰어나고, 지속시간이 길어 치통에 잘 듣습니다. 여기에 이가탄 성분의 제품을 먹으면 잇몸 부기와 출혈도 잡을 수 있죠. 통증이 많이 심하며 열감까지 동반하는 경우에는 타이레놀을 추가하셔도 됩니다.

[나프록센 + 아세트아미노펜 + 이가탄 성분]

이렇게 먹으면 대부분의 치통과 잇몸 염증에 잘 듣습니다.

❸ 생리통약

생리통의 주요 원인은 통증과 염증을 유발하는 물질 때문인데요. 바로 프로스타글란딘(Prostaglandin)입니다. 이 물질을 줄이면 생리통도 줄어들겠죠? 이것을 잡아내는 성분이 바로 부루펜과 같은 소염진통제입니다. 따라서 소염진통제를 먹어야 하는데, 이 중에서도 효과가 좋은 성분이 따로 존재합니다. 생리통에 어떤 약이 가장 효과가 좋은지에 대한 연구를 살펴보면, 나프록센이 가장 잘 들고 효과도 오래 지속됩니다. 따라서 생리통에는 나프록센을 우선적으로 먹는 게 좋습니다. 여기에 증상별로 추가할 약에 대해 설명을 하겠습니다.

• 쥐어짜는 듯한 통증, 경련

생리통은 자궁수축 및 경련도 동반하는 경우가 많은데요. 장내 경련으로 배 속에 경련이 느껴지거나 쥐어짜는 듯한 통증이 강하게 오는 경우가 있습니다. 장내 경련은 진경제와 진통제인 부틸스코폴라민(부스코판)과 아세트아미노펜(타이레놀)이 잘 듣습니다. 이렇게 조합해 만든 제품이 바로 부스코판플러스정(오펠라헬스케어), 카이로정(한솔신약), 스카이정(한국파비스제약) 같은 제품입니다. 이들 제품은 공복 시에 드실 수 있다는 장점이 있습니다. 경련까지 동반하는 경우에는 통증도 심한 경우가 많으니 다음과 같이 조합해서 먹는 게 좋습니다.

[나프록센 + (부틸스코폴라민 + 아세트아미노펜 복합제)]

• 부기, 가슴 통증

생리 전후에는 에스트로겐의 작용으로 인해 체액이 저류되어 몸이 붓거나(부종), 가슴이 아픈 증상(유방압통)이 발생되는 경우가 있습니다. 이럴 때는 파마브롬 같은 이뇨제 성분이 함유된 제품을 먹으면 부기가 많이 호전됩니다. 국내 시판되는 제품들 중에서는 이뇨제인 파마브롬과 이부프로펜을 같이 조합한 제품들이 이습니다. 이지엔6이브연질캡슐(대중제약), 탁센이브연질캡슐(녹십자), 캐롤이브연질캡슐(일동제약)과 같은 제품이 있지요. 이런 제품들은 대부분 'OO이브'라는 제품명을 가지고 있습니다.

[(이부프로펜+파마브롬 복합제)]

· 경련성 통증, 부기

경련성 증상에 먹는 약과 부기에 먹는 약을 동시에 복용하면 모두 개선시킬 수 있습니다. 먹어야 하는 성분은 4가지인데, 다행히 이지엔6이브와 부스코판플러스 같은 복합제들이 있어 제품을 2가지로 해서 드실 수 있습니다. 이렇게 먹어도 약물 상호작용 없이 효과적으로 증상을 개선시킬 수 있습니다.

[(이부프로펜 + 파마브롬 복합제) + (부틸스코폴라민 + 아세트아미노펜 복합제)]

④ 근육통약

요즘 멋진 몸매를 만들기 위해 헬스와 홈트레이닝을 많이들 하시죠. 근육을 얻기 위해서는 열심히 운동을 해야 하는데요. 운동으로 근육에 손상을 주어야 회복과정에서 추가적으로 근섬유가 만들어져 근육이 더 강해지고 커지기 때문입니다. 하지만 운동을 과하게 하다 보면 근육이 많이 손상되어 염증반응이 일어납니다. 근육이 뭉치고 통증이 유발되죠. 이럴 때는 근육을 풀어주고 염증을 완화시켜야겠죠. 근육이완제와 소염진통제를 함께 먹으면 됩니다. 다음 조합이 효과가 좋습니다.

[덱시부프로펜 + (아세트아미노펜 + 클로르족사존 복합제)]

대부분의 약국에서 위의 조합을 사용하며, 정형외과에서도 소염진통제와 근육이완제 조합을 자주 사용합니다. 통증 부위가 많이 아플 경우에는 소염진통제를 함유한 파스를 붙이면 됩니다.

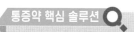

통증약 핵심 솔루션

덱시부프로펜 + 아세트아미노펜

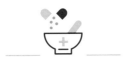

피부염

 피부약 선택 가이드

가벼운 습진
→ **덱스판테놀**

단순 피부염
→ **스테로이드 외용제**

감염성 피부염
→ **항생제 스테로이드 복합제**

전신 알레르기
피부염
→ **항히스타민제 복용**

핵심 솔루션 항히스타민제 + 항생제 스테로이드 복합제

이렇게 아파요(증상, 원인)

날씨가 건조하면 피부가 푸석해지며 가려워집니다. 가려워서 긁다 보면 피부가 빨갛게 변하거나 가려움이 더 심해지기도 합니다. 음식을 잘못 먹어서 피부에 발진이 생기기도 하고, 금속성 물질에 접촉해 피부가 가렵고 부풀어 오르기도 합니다. 이렇게 피부에 발진, 가려움, 부종 등이 발생하는 것이 피부염 증상입니다.

부종, 발적, 가려움 등을 동반하는 피부염을 일반적으로 습진이라고 합니다. 습진은 접촉성 피부염, 아토피성 피부염, 지루성 피부염 등 여러 가지 종류가 있으며, 다양한 원인으로 인해 발생합니다. 원인에 따라 크게 2가지, 외인성과 내인성으로 나눌 수 있습니다. 접촉성 피부염이 대표적인 외인성 피부염이며, 아토피성 피부염은 대표적인 내인성 피부염입니다.

외인성 피부염의 경우에는 외부의 자극원이 있습니다. 주부 습진과 같은 경우에는 손을 자주 씻거나 분진, 금속을 만지는 직업군에서 많이 발생합니다. 손을 자주 씻게 되면 피부 장벽이 약해져 피부염이 쉽게 유발되고요. 분진, 금속을 자주 만지게 되면 외부 자극으로 인해 피부염이 유발됩니다.

아토피성 피부염과 같은 자가면역성 피부염은 내인성 피부염으로, 몸속의 염증인자로 인해 유발됩니다. 그리고 특정 음식에 알레르기가 있는 경우에도 전신 피부염이 발생합니다. 보통 음식 알레르기 때문에 발생하는 경우가 많죠. 이와 같은 내인성 피부염 증상이 발생하게 되면 긁는 행위나 미세먼지 등의 외부 자극에 의해 더 심해질 수 있습니다. 그러니 먹는 것도 주의해야 하고, 피부를 보호하는 장벽을 튼튼하게 만

약과 영양제, 한 권으로 끝내기
지금 당장 건강에 투자하라!

들기 위해 보습에도 신경을 써야 합니다.

어떤 약을 먹어야 할까요?

❶ 가벼운 습진이라면?

덱스판테놀

비판텐연고(바이엘), 덱스파놀연고(태극제약)

가벼운 습진에는 비스테로이드성 성분인 덱스판테놀을 사용하는 게 좋습니다. 덱스판테놀은 비타민B5의 전구체로 손상된 피부의 재생을 촉진시킵니다. 또한 피부를 보호하며 방어벽을 강화시킬 수 있습니다. 스테로이드 연고처럼 오래 쓰거나 많이 써서 생기는 부작용이 없기 때문에 신생아에게도 안심하고 사용할 수 있습니다.

❷ 단순한 피부염에는?

스테로이드 외용제

리도멕스크림(삼아제약), 보송크림(한국약품), 베로아크림(태극제약), 락티케어에취씨로션(한국파마), 하티손로션(한미약품)

일반의약품으로 사용되는 저강도, 중강도의 스테로이드 연고제는 용법만 잘 지키면 부작용이 일어나지 않기 때문에 피부염의 1차 선택약으로 권장할 수 있습니다. 스테로이드 외용제는 항염증, 항알레르기 효과를 나타내어 여러 가지 피부염 증상을 신속하게 완화시킬 수 있습니다.

③ 감염성 피부염에는?

항생제 스테로이드 복합제

쎄레스톤지크림(유한양행), 쎄코론지크림(한미약품), 노바손크림(녹십자),

캄비손소프트크림(한독약품), 새크라손크림(알리코제약)

외부 감염으로 인해 생기는 피부염 같은 경우 항생제와 스테로이드를 모두 함유하는 피부연고를 사용하는 게 좋습니다. 특히 주부습진 같은 경우 피부장벽이 약해짐과 동시에 여러 가지 균이 쉽게 닿을 수 있어 외부감염에 취약하므로 항생제 함유 스테로이드 연고를 사용하는 것이 좋습니다.

④ 내인성 전신 알레르기 피부염에는?

항히스타민제

지르텍정(한국UCB), 클라리틴정(바이엘코리아), 코나진정(알리코제약), 노텍정(미래제약)

알레르기를 유발하는 음식 등으로 인한 내인성 습진인 경우 전신작용을 하는 항히스타민제를 복용해야 합니다. 세티리진이나 로라타딘 성분의 제품은 하루 1알만 먹으면 24시간 동안 효과를 나타낼 수 있으며 부작용이 거의 없습니다. 옻 알레르기, 유당 알레르기, 땅콩 알레르기 등이 있는 분들이 음식물 섭취로 인해 두드러기가 일어난다면, 초기 증상 발현 시 빠르게 항히스타민제를 먹어야 합니다.

항히스타민제 + 항생제 스테로이드 복합제

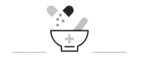

무좀

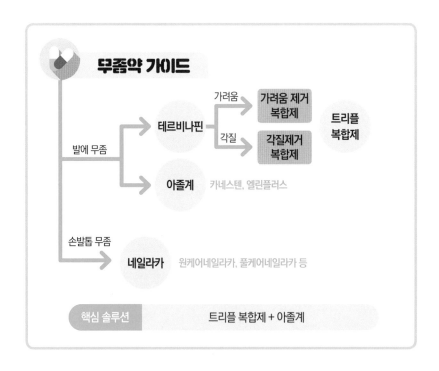

무좀약 가이드

발에 무좀 → 테르비나핀 → 가려움 → 가려움 제거 복합제 → 트리플 복합제
→ 각질 → 각질제거 복합제

→ 아졸계   카네스텐, 엘린플러스

손발톱 무좀 → 네일라카   원케어네일라카, 풀케어네일라카 등

핵심 솔루션   트리플 복합제 + 아졸계

약과 영양제, 한 권으로 끝내기
지금 당장 건강에 투자하라!

이렇게 아파요(증상, 원인)

습하고 더운 여름이면 어김없이 찾아오는 발가락 사이의 끝없는 가려움. 발가락 사이 피부가 벗겨지고, 발뒤꿈치는 각질이 일어납니다. 긁어도 가려움은 사라지지 않고 오히려 더 심해집니다. 아무리 치료해도 끈질기게 재발하는 지긋지긋한 병의 이름은 무좀입니다.

무좀의 원인은 무좀균입니다. 무좀균은 진균(곰팡이균)의 한 종류고요. 이 균들이 피부 표면에 감염되면 피부가 벗겨지고 각질이 생기며 가려움이 발생합니다. 무좀균과 같은 진균에는 세포벽이 있습니다. 세포벽은 사람에게는 없고 균들에게만 있는 것인데요. 이 세포벽이 만들어지는 것을 방해한다면 사람에게는 무해하고 나쁜 균들은 없앨 수 있는 좋은 약이 되겠지요? 네, 이것이 바로 무좀약이 하는 일입니다. 무좀균들이 세포벽을 만들지 못하게 방해해 제거하는 것이지요.

어떤 약을 먹어야 할까요?

무좀약에는 크게 2가지 성분이 있습니다. 하나는 테르비나핀(알릴아민류 allylamines), 다른 하나는 클로트리마졸(아졸류 azoles)입니다.

• **테르비나핀**
라미실크림(노바티스), 터비뉴겔(동아제약), 무조날크림(한미약품), 피엠쿨크림(경남제약), 테르비크림(신일제약)

라미실의 성분 테르비나핀은 다른 무좀약보다 효과가 빨라 짧은 시간 내에 효과를 볼 수 있고, 재발율이 낮아 가장 많이 사용되는 무좀약입니다. 무좀균인 백선균에 특히 효과가 뛰어나 대부분의 무좀약에는 테르비나핀이 들어 있습니다. 무좀에 걸렸을 경우 하루 2번 1주 이상 발라 주시면 됩니다. 다만 무좀균인 백선균이 포자를 형성해 도처에 남아 있을 수 있기 때문에 발 전체에 고루 발라 주셔야 하며, 1달간 꾸준히 사용해주시면 재발을 막을 수 있습니다.

• 테르비나핀 트리플 복합제
테르비플러스크림(신일제약), 터비나플러스크림(고려제약), 터비뉴더블액션겔(동아제약)

무좀균이 증식하게 되면 각질이 쉽게 생기고 가려움이 동반됩니다. 테르비플러스크림, 터비나플러스크림 같이 가려움과 각질을 제거하기 위해 에녹솔론, 리도카인, 크로타미톤, 우레아 같은 약물을 추가해 3중 작용을 하는 제품이 나오고 있습니다. 무좀균을 제거할 뿐만 아니라 가려움, 각질, 염증 등 여러 불편한 증상들을 빠르게 개선시키기 때문에 제품 하나만 쓰실 경우에는 이러한 3중 복합 무좀약을 권합니다.

• 클로트리마졸
카네스텐크림(바이엘), 엘린크림(태극제약), 로마졸크림(씨엠지제약)

카네스텐의 성분인 클로트리마졸은 광범위한 항진균 효과가 있어 여성 질염의 주요 유발균인 칸디다에도 효과가 있습니다. 하루 2회, 아침

저녁으로 약 4주간 바르고, 증상 개선 후에도 추가로 2주간 바르면 좋습니다. 도처에 남아 있는 포자를 감안해 재발을 예방하기 위해서입니다. 클로트리마졸은 안전성이 확보되어 있어서 분말 형태인 카네스텐 파우더는 어린아이에게도 사용이 가능합니다.

손발톱 무좀엔?

- **시클로피록스 네일라카**
  풀케어네일라카(메나리니), 무조날에스네일라카(한미약품), 원케어(원케어네일라카), 이지케어네일라카(유한양행)

크림이나 연고 형태의 바르는 무좀약은 손발톱 무좀에는 잘 듣지 않습니다. 약물이 손톱이나 발톱에 잘 흡수되지 않기 때문입니다. 그런 이유로 손발톱 무좀을 치료를 위한 네일라카 무좀약이 개발되었는데요. 네일라카 무좀약은 손발톱 판을 잘 투과해 감염부위에 잘 도달합니다. 그러니 손발톱 무좀이 생겼다면 크림 형태의 무좀약이 아닌 네일라카 형태의 무좀약을 사용하셔야겠지요.

만약 손발톱 무좀이 뿌리까지 침투되었다면 네일라카 무좀약으로도 잘 치료되지 않습니다. 뿌리에서 무좀균이 끊임없이 재생산되기 때문입니다. 이런 경우에는 병원에서 먹는 항진균제를 처방받아 무좀균을 뿌리부터 박멸해야 합니다.

무좀이 잘 낫지 않고 자주 재발한다면?

테르비나핀 트리플복합제 + 클로트리마졸

무좀약 하나로만 치료할 때 완치가 잘되지 않는 경우, 약을 2가지 이상 함께 사용하는 연구도 진행이 되었습니다. 연구에 따르면 테르비나핀과 클로트리마졸을 함께 사용하면 약물의 효과가 더 좋아진다고 하네요. 따라서 무좀을 박멸하고 싶다면 테르비나핀과 클로트리마졸을 4주간 함께 사용하시면 되겠습니다.

무좀약 핵심 솔루션 🔍

테르비나핀 트리플 복합제 + 클로트리마졸

PART 02

Nutrition

영양에 투자하라

"미래의 의사는 환자에게 약을 처방하기보다는
환자의 체질과 식단 및 질병의 원인과 예방에
관심을 기울이게 될 것이다."
The doctor of the future will give no medication
but will interest his patients in the care of the human frame, diet
and in the cause and prevention of disease.
– 토마스 에디슨(Thomas A. Edison) –

시중에는 셀 수도 없이 많은 영양제가 판매되고 있습니다. 수없이 많은 제품만큼 광고도 다양합니다. 모든 제품이 먹기만 하면 금방 건강해질 것처럼 광고합니다. 광고만 보면 알약 하나로 모든 피로가 싹 가시고, 침침했던 눈이 번쩍 떠지며, 면역력이 강화되어 감기도 전혀 걸릴 것 같지 않습니다. 하지만 광고에는 과장된 내용이 많고 효능을 명확하게 전달하는 경우가 거의 없습니다. 또한, 좋은 성분을 함유한 제품이라고 해도 함량이 적절하게 들어가지 않거나 성분 조성이 적합하지 않은 경우도 있습니다. 만약 여러분께서 각 영양소의 효능이 어떠한 것인지, 그리고 좋은 제품은 어떻게 고르는지에 대해 조금만 알고 있다면 허위광고에 속아 넘어가는 일은 없을 것입니다. 나아가 정말 좋은 제품을 합리적인 가격에 구매할 수 있는 안목을 갖출 수 있을 것입니다. 이번 파트에서는 중요 영양소의 효능 및 제품 고르는 방법에 대해 이야기하겠습니다. 시작하기에 앞서 영양제를 꼭 먹어야 하는지에 대해 제 의견을 말씀드리려고 합니다.

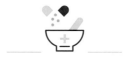

영양제, 꼭 먹어야 할까?

만성피로, 장트러블, 혈액순환장애 등 현대의학의 관점으로는 근본적인 치료가 어려운 여러 가지 증상들이 있습니다. 치명적이지는 않지만 삶의 질을 저하시키는 여러 가지 증상들을 부작용 없이 고칠 수 있다면 얼마나 좋을까요? 그리고 혈압과 당뇨, 고지혈증 같은 성인병을 부작용 없이 간단한 알약 하나로 예방할 수 있다면 여러분은 어떻게 하시겠습니까?

시중에 판매되는 종합비타민, 오메가3, 유산균제와 같은 영양제는 부작용이 없거나 극히 드물며, 더 높은 수준의 건강상태를 유지할 수 있게 도와줍니다. 또한 신체 활력을 증가시켜주며 다양한 질환을 예방하는 데도 효과가 있습니다. 현대사회에서는 단순히 오래 사는 것이 아닌, 건강하고 활력 넘치게 오래 사는 것이 목표가 되었습니다. 그렇다 보니 자연스럽게 삶의 질을 향상시키는 영양제에 대한 관심이 늘어나고 있습니다. 수많은 영양제 중에서 사람들은 어떤 영양제를 가장 선호할까요?

영양제 중에서 가장 많은 사랑을 받는 것은 '종합비타민'입니다. 의사, 약사가 섭취하는 영양제 1순위이며, 많은 사람들이 선택하는 영양제이기도 합니다. 이 외에 장건강에 좋은 '프로바이오틱스', 눈에 좋은 '루테인', 간에 좋은 '실리마린', 혈관 건강에 좋은 '오메가3' 등 다양한 영양제들이 꾸준히 사랑받고 있습니다.

영양제 시장이 커짐에 따라 다양한 제품이 출시되고, 기존 제품이 리뉴얼되고 있습니다. 특히 최근 20여 년간 영양제의 섭취 기준에 대한 패러다임이 바뀌었고, 많은 영양제가 새로운 기준에 따라 만들어지는 추세입니다. 종합비타민의 경우 20년 전에 나온 제품과 현재 나오고 있는 제품을 비교해보면, 비타민의 종류는 2~5배나 차이가 나고, 비타민의 함량은 10배에서 많게는 100배까지 차이가 납니다. 이 정도로 영양제는 질적으로나 양적으로나 혁신적으로 개선되고 있습니다. 그만큼 우리 건강에 중요한 역할을 하고, 현대인에게 많은 양이 필요하다는 뜻이겠지요. 그럼에도 불구하고, 아직 많은 분들이 영양제의 필요성에 대해 의문을 가지십니다.

"식사만 잘 챙겨 먹으면 된다던데 영양제를 꼭 먹어야 할까요?"

아직까지 한 세기 전에 세워진 권장섭취량이라는 과거 기준 때문에 식사만으로 우리 건강을 위해 필요한 모든 영양을 섭취할 수 있다고 오해하는 분들이 많이 있습니다. 추가적인 영양제 보충에 왜 필요한지, 그리고 권장섭취량이 왜 현대에 적합하지 않은지에 대해 설명을 드리겠습니다.

건강의 기준이 다르다

사람들은 영양제를 왜 복용할까요? 대부분은 막연히 "건강하기 위해" 라고 답변하실 겁니다. 하지만 '건강'이라는 기준은 '질병이 없고 신체·정신·사회적으로 온전한 상태'라는 매우 막연한 개념이죠. 미국에서 진행한 설문을 바탕으로 구체적인 이유를 3가지로 정리해보겠습니다.

① 좋은 컨디션을 내기 위해
② 에너지 레벨을 향상시키기 위해
③ 면역력을 강화하기 위해

단순히 아프지 않고 건강에 이상이 없는 것과 몸에 활력이 넘치는 최상의 컨디션인 것은 큰 차이가 있습니다.

건강검진 결과 '건강하다'라고 진단받은 80대 노인과 20대 청년이 있다고 가정해보겠습니다. 여러분은 건강한 80대가 되기를 원하시나요? 아니면 건강한 20대가 되기를 원하시나요? 당연히 건강한 20대입니다. 건강검진 결과가 동일하다고 해도 20대에는 80대에서는 찾기 힘든 활력과 생기가 있기 때문이지요. 몸에 힘이 없고 감기나 배탈 같은 잔병에 자주 걸리는 분일지라도 영양 결핍증이나 만성질환이 없다면 건강하다고 진단받습니다. 전염성 질환에도 잘 걸리지 않고, 소화력도 좋으며, 몸에 활력이 넘치는 상태 또한 건강한 상태로 진단받습니다. 이처럼 건강이라는 것은 객관적인 기준으로 측정하기에 어려움이 있습니다. 건강의 기준은 주관적이며 개념이 막연하긴 하지만, 우리 대부분이 원하는 건강에 대해 표현하면 이렇습니다. 활력이 넘치는 높은 수준의 컨디션과 에너지, 그리고 강한 면역력을 갖춘 상태입니다.

영양제를 먹어야 하는 이유는 막연한 '건강'이라는 개념의 최저 기준을 충족시키지 못해서가 아니라 우리 몸의 전반적인 건강 상태, 면역력, 에너지 수준을 향상시켜 최상의 컨디션을 유지하기 위해서입니다.

식단에 영양소가 결핍되었다

먹거리는 넘쳐납니다. 한식부터 시작해서 양식, 일식, 중식, 피자, 햄버거, 토스트, 샌드위치 비스켓, 초콜릿, 도넛, 감자튀김, 사탕 등 이렇게 먹거리가 많아지고, 많은 사람들이 살쪄서 비만이 문제인 시대입니다. 그렇다면 '영양 과잉의 시대'여서 그럴까요? 실제로는 그렇지 않습니다. 탄수화물 과잉의 시대인 것이며, 비타민과 미네랄 결핍의 시대인 것입니다.

아침엔 토스트, 점심엔 햄버거, 저녁엔 치킨, 이런 식으로 먹는 분들이 많이 있죠. 이렇게 빵과 패스트푸드로 배를 채운다면 칼로리만 공급될 뿐이고 비타민, 미네랄은 텅 비게 됩니다. 이건 영양 과잉이 아니라 단순히 탄수화물과 칼로리의 과잉이며, 전체적인 영양소는 결핍된 것입니다.

충분한 영양을 보급하려면 균형 잡힌 식단을 조성해야 합니다. Part 04에서 다루겠지만 간단히 소개하면 다음과 같습니다. 신선한 채소와 콩류, 과일류가 중심이 되어야 하며, 적정량의 잡곡류와 소량의 육고기 유제품이면 됩니다(식사를 종합비타민과 영양제로 대체할 순 없습니다. 영양의 기본은 균형 잡힌 식단이지요. 종합비타민은 부족한 것을 보충할 뿐입니다). 이렇게 구성해서 먹는 게 현실적으로 쉽지 않습니다. 경제적인 면에서도 그렇고, 준비하고 섭취하는 시간적인 면에서도 말입니다. 게다가 저렇게 먹는다고 하더라도 예전처럼 다양한 비타민과 미네랄, 유익지방산을 공급받기 어렵습니다.

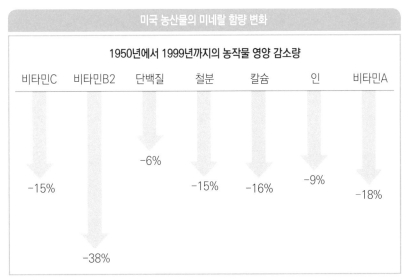

출처: Changes in USDA Food Composition Data for 43 Garden Crops, 1950 to 1999, Donald R. Davis, PhD, FACN, Melvin D. Epp, PhD and Hugh D. Riordan, MD, Journal of the American College of Nutrition, Vol. 23, No. 6, 669–682 (2004)

도널드 데이비스(Donald R. Davis)에 따르면, 1950년부터 1999년까지 약 50여 년간 미국 농산물에 함유된 여러 가지 비타민과 미네랄은 5~40%까지 떨어졌습니다. 농업이 산업화되어 매년 같은 땅에서 농사를 지으니 땅에서 보유한 비타민과 미네랄이 점차 고갈되기 때문이지요. 날이 갈수록 우리가 먹는 음식에서는 비타민과 미네랄이 부족해지고 있고, 그렇기에 부족한 비타민과 미네랄을 추가로 보충할 필요가 있는 것입니다.

권장섭취량은 잘못됐다

쌀밥의 영양성분

백미밥(372g)

주요 영양성분

영양소	함량	비율
탄수화물	106g	43%
단백질	8.9g	18%
지방	4.4g	9%

비타민과 미네랄

영양소	함량	비율
칼슘	11mg	1%
철분	5.5mg	31%
마그네슘	48mg	16%
비타민B1	0.62mg	57%
비타민B3	6.8mg	49%
비타민B5	1.5mg	31%
비타민B9	216ug	54%

출처: www.soupersage.com

1968년에 정의된 권장섭취량 RDA 기준으로 밥 한 공기에 얼마큼 영양소가 들어 있는지 보겠습니다. 쌀에는 대부분 탄수화물이 들어 있고, 단백질과 지방이 소량 들어 있습니다. 그리고 우리가 알고 있기로 쌀에는 비타민이 충분하지 않지요. 권장섭취량 기준으로 보면 밥 한 공기만 먹어도 비타민B군의 절반가량을 섭취할 수 있습니다. 그럼 하루 3끼 밥만 먹으면 권장섭취량 대부분을 충족시킬 수 있겠지요. 뭔가 이상하지 않나요?

어느 정도의 호기심을 가진 분들은 혼란스러울 겁니다. 반찬 없이 밥만 먹어도 권장섭취량을 상당 부분 충족시킬 수 있으니 밥만 먹어도 괜찮다고 하면 의구심이 생길 것입니다. 아무런 반찬 없이 밥만 먹으면 힘도 나지 않고 건강도 나빠질 것 같은데 영양소가 충분하다니요? 말이 안 되죠.

게다가 시중에 인기리에 판매되는 종합비타민의 표시함량을 유심히 살펴보면 권장섭취량 기준으로 100%만 들어간 제품은 거의 없습니다. 대부분 100% 이상으로 적혀 있지요. 소모량이 큰 비타민B들은 200%, 500%, 999%, 2000% 그 이상이 들어 있는 경우도 많습니다. 언뜻 보기에는 말도 안 되게 높은 함량입니다. 권장섭취량을 기준으로 한다면 말이지요.

사실 '권장섭취량'이라는 용어에 대해서 다시 한번 살펴볼 필요가 있습니다. 권장섭취량[RDI, Reference Daily Intake(또는 RDA, Recommended Dietary Allowances)]의 설정 기준은 건강을 위해 권장할 만한 섭취량이 아닙니다. '이 영양소의 결핍으로 인해 질병이 생기지 않으려면 이 정도는 먹어야 한다'라는 의미에서 권장되는 양인 것이죠. 권장섭취량보다는 '최소섭취량'이라는 표현이 더 적절한 셈입니다.

"이 정도도 안 먹으면 병(결핍증) 걸린다."

이것이 바로 권장섭취량의 설정 기준입니다. "최소한 이 정도는 드세요" 하는 양인 것입니다. 급여로 따진다면 일종의 '최저임금'과 같습니다. 최저임금은 급여의 30%는 월세를 내고, 통신비와 교통비로 20%를 낸 후 나머지 50%로 식비를 해결할 수 있는, 생존권을 보장하기 위한 정도로 설정이 되어 있지요. 이처럼 권장섭취량 또한 생존하는 데 지장이 없는 정도의 섭취량, "최소한 이 정도는 드세요"라고 권장하는 양인 겁니다. 이것이 '권장섭취량'의 진실입니다. 그럼에도 불구하고 많은 분들이 이 '권장'이라는 용어 때문에 권장섭취량이 충분한 양이라고 오해하고 있습니다. 나아가 이 권장섭취량의 기준이 영양학의 기준으로 잡혀 있기 때문에 권장섭취량 기준으로 영양에 대해 설명하는 의사, 약사분들이 많이 있는 것입니다.

그들의 권고에 따라 권장섭취량대로 식사를 챙겨 먹어도 무기력한 일상이 지속되는데, 권장섭취량의 10배, 100배나 되는 영양학 입장에서는 과도한 함량의 영양제를 먹어봤더니 놀랍게도 몸에 활력이 솟고, 면역력이 강해지며, 우울증도 사라지는 경험을 하게 되는 다소 아이러니한 상황이 연출되는 것입니다.

많은 분들이 영양제를 먹는 이유가 뭐였는지 다시 한번 짚어보겠습니다. '좋은 컨디션을 내기 위해, 에너지 레벨을 향상시키기 위해, 면역력을 강화시키기 위해'라고 이야기했죠. 그러기 위해서는 권장섭취량(RDI, RDA)이 아닌 새로운 기준이 필요합니다. 바로 최적섭취량(ODI, Optimal Daily Intake)입니다.

권장섭취량 RDI(RDA) VS 최적섭취량 ODI		
영양소	권장섭취량, RDI(RDA)	최적섭취량, ODI
비타민A(레티놀)	4,000~5,000IU	5,000~10,000IU
비타민B1(티아민)	1.0~1.4mg	50~100mg
비타민B2(리보플라빈)	1.2~1.5mg	15~50mg
비타민B3(니아신아마이드)	13~18mg	50~100mg
비타민B5(판토텐산)	5mg	50~100mg
비타민B6(피리독신)	1.4~1.5mg	50~100mg
비타민B9(엽산)	250mcg	400~800mcg

영양소	권장섭취량, RDI(RDA)	최적섭취량, ODI
비타민B12(시아노코발라민)	2.4mcg	200~400mcg
비오틴	100~200mcg	400~800mcg
비타민C(아스코르브산)	70mg	1,000~3,000mg
비타민D(콜레칼시페롤)	200~400IU	2000~10,000IU
비타민E(토코페롤)	15IU	400~600IU
칼슘	700~900mg	1,500~2,000mg
마그네슘	310~420mg	750~1,000mg
철분	12~16mg	18~30mg
아연	10~12mg	30~50mg
구리	0.9mg	2~3mg
셀레늄	55mcg	100~200mcg

출처 : Prescription for Nutritional Healing, fifth edition

　종합비타민의 패러다임이 바뀌었다고 말씀드렸지요? 최저임금 기준의 권장섭취량 RDI에서 중산층 소득 기준의 최적섭취량 ODI로 바뀐 겁니다. 여기에는 바뀐 시대상황의 영향도 있습니다. 농사짓던 시절에는 땡볕 아래 모자 쓰고 농사일하다가 좀 힘들면 쉬면서 야참에 막걸리 한잔하며 수다 좀 떨고, 다시 농사일하다가 해가 떨어지면 집에 들어가서 씻고 잠을 잤습니다. 그리고 농경사회가 중심이었던 수세기 이전 사회에서는 평균수명이 40대였고, 60세에는 환갑잔치를 했습니다. 배불리 먹을 수만 있다면 그 시대 기준으로 건강해질 수 있었지요.

　하지만 농경사회에서 산업화가 진행되었고, 산업사회에서 정보화사회로 바뀌었습니다. 육체노동 중심 사회에서 정신노동 중심 사회로 바뀌었습니다. 피터 드러커(Peter Drucker)의 표현을 빌리자면 우리는 대부분 지식노동자(knowledge worker)입니다. 지식노동의 강도는 4차, 5차

산업혁명과 함께 더욱더 높아질 것입니다.

산업혁명과 함께 자본주의가 인류를 번영시켰고, 위생이 개선되고 의학수준이 놀랍도록 발전해 평균수명은 한 세기만에 2배 가까이 증가했습니다. 평균수명과 영양상태가 개선됨과 동시에 건강에 대한 기준 또한 높아지게 되었습니다. 하지만 지식노동 중심의 사회, 정신적인 스트레스가 상당히 강한 사회로 바뀌었기에 이로 인한 부작용 또한 발생하게 됩니다. 지속적인 스트레스 상황에 노출될 경우 우리 몸에서는 스트레스 호르몬이 분비되어 몸의 영양소를 고갈시킵니다.

이 중 가장 많이 고갈되는 영양소가 바로 비타민B군입니다. 스트레스 상황에서는 비상상황에 대비하기 위해 에너지 생성 중심 체제로 전환합니다. 이 과정에서 에너지 생성에 필요한 당과 비타민B군이 과량 소모되며, 이 과정에서 많은 산화물질이 생성됩니다. 만약 당분이 부족하면 우리 몸의 단백질을 분해해 에너지로 전환시킵니다. 스트레스가 많은 현대인에게는 100년 전보다 훨씬 더 많은 양의 비타민B군과 항산화제, 단백질이 필요한 것입니다.

이와 같은 이유로 우리는 높은 수준의 건강상태를 유지하기 위해 고갈되는 만큼 영양소를 보충해주어야 합니다. 그렇다면 어떤 영양제를 먹어야 할까요? 높은 수준의 건강과 활력, 면역력을 위해 필요하며, 우리 몸에 유익해야 하고, 간이나 신장에 부담이 없고 독성이 없으며, 음식으로 충분한 양을 얻기 어려운 영양제를 선별해 먹으면 됩니다.

이제부터 앞서 말한 기준을 충족시키는 영양제를 선별해 우리 몸에 어떻게 유익한지, 좋은 제품은 어떻게 고르는지에 대해 설명을 드리겠습니다.

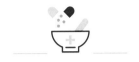

종합비타민

의사, 약사가 먹는 영양제에서 부동의 1위를 차지하는 제품이 바로 종합비타민입니다. 종합비타민에는 음식으로 섭취가 어려운 4종 비타민과 미네랄이 종합적으로 함유되어 있습니다. 간편하게 제품 하나로 다양한 영양소를 보충할 수 있어 편리하며 건강에 매우 유익합니다. 하버드 공중보건 대학원에서는 비타민D와 함께 매일 종합비타민을 섭취할 것을 권합니다.

종합비타민은 여러 가지 영양소가 종합적으로 조성된 제품이기 때문에 각 영양소의 효능을 고려하면 우리 몸에 미치는 영향력이 참 광범위합니다. 성분별 대표 효능을 간단히 정리하면 다음과 같습니다.

비타민A는 눈과 피부, 항산화, 면역력에 중요합니다. 비타민B군은 에너지 생성과 피로회복, 건강한 점막과 피부 모발, 신경, 면역 등에 필수적인 역할을 합니다. 현대인에게 가장 많이 요구되며 종합비타민의 핵심 요소입니다. 비타민C는 대표적인 수용성 항산화제이며 피부미용, 면역, 조직재생 등에 중요합니다. 비타민D는 비타민이 아닌 호르몬으로 칼슘대사뿐만 아니라 다양한 질병과 연관이 되어 있고 우리 건강 전반에 매우 중요합니다. 비타민과 미네랄의 효능에 대해 조금 더 상세히 정리해보겠습니다.

비타민의 효능	
비타민	효능
비타민 B1, Thiamine	피로, 무기력증 에너지 생성에 주요한 역할을 합니다. 피로회복 핵심성분입니다.
비타민B2, Riboflavin	구내염, 구순염 탄수화물 단백질 지방의 대사에 관여합니다. 구내염에 특히 중요합니다.
비타민 B3, Niacin	피부염 혈행개선을 돕습니다. 여러 신경전달물질 생성에 중요한 역할을 합니다.
비타민B5, Pantothenic acid	부신피로, 수면장애 부신피로 개선에 중요한 역할을 합니다.
비타민B6, Pyridoxine	우울증, 신경증 호모시스테인을 정상화해 혈관건강에도 중요합니다. 여러 신경전달물질 합성에 관여합니다.
비타민B9, Folic acid	빈혈, 성장부진, 메틸레이션 적혈구 생성과 성장에 관여하며 메틸레이션에 중요합니다.
비타민B12, Cobalamin	신경증, 집중력, 빈혈 신경전달물질 생성과 메틸레이션에 중요합니다.
비타민C, Ascorbic acid	항산화, 조직강화 수용성 항산화제이며 피부미용, 면역, 조직재생 등에 중요합니다.
비타민D, Cholecalciferol	면역, 칼슘대사 비타민이 아닌 호르몬으로 작용합니다. 칼슘대사, 면역기능, 혈압조절 등 우리 전반에 관여합니다.
비타민E, Tocopherol	항산화 지용성 항산화제로 혈관건강에 중요하고 다양한 효소 활성을 조율합니다.

미네랄의 효능	
미네랄	**효능**
칼슘 Calcium	뼈 건강, 근육과 신경 뼈 건강에 가장 중요한 미네랄, 근육과 신경 건강에 중요합니다.
마그네슘 Magnesium	대사, 신경, 이완 안정 이완의 미네랄입니다. 만성피로회복, 만성염증개선, 혈액순환개선 등 매우 다양한 효능을 가집니다.
구리 Copper	항산화 항산화 시스템에 필요합니다, 뼈 건강에 중요하고 철분흡수를 보조합니다.
아연 Zinc	면역, 피부, 세포재생 피부건강 개선, 점막면역 개선 효과가 있습니다. 정력에 중요하고, 상처회복에도 필요합니다.
셀레늄 Selenium	항산화 항산화 시스템에 중요합니다. 갑상선 건강과 피부에 중요하고, 면역기능을 향상시킵니다.
철분 Iron	빈혈 적혈구 생성의 필수 인자입니다. 정상적인 대사에 필요한 중요 영양소입니다.

많은 분들이 종합비타민을 먹고 있으며, 앞과 같은 여러 가지 효능을 얻고 있습니다. 가장 빠르게 체감할 수 있는 효과는 피로회복, 신체 활력 강화, 신경통 근육통 완화 효과입니다. 이런 효능이 목적이 아니더라도 앞서 말씀드렸듯 다음 3가지를 충족시킬 수 있습니다.

① 신체의 활력과 강한 면역력을 갖춘 높은 수준의 건강상태를 만든다.
② 현대 농작물에 결핍된 영양소를 보충한다.
③ 스트레스로 인해 고갈되는 비타민과 미네랄을 보충한다.

하지만 시중에 나와 있는 많은 제품들은 소비자의 기대 수준에 못 미치는 제품이 많습니다. 그렇다 보니 먹어도 체감 효과가 없거나 건강상 큰 유익을 얻지 못하게 되지요. 그러니 좋은 제품을 골라서 먹는 게 중요합니다. 약사의 기준으로 종합비타민을 고르는 법에 대해서 설명을 하겠습니다.

고르는 법

기준을 크게 3가지로 정하면 다음과 같습니다.

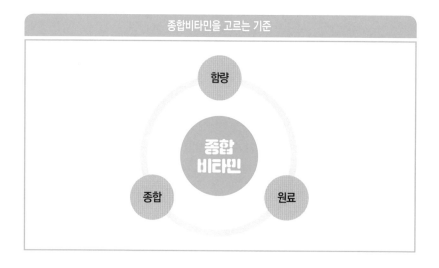

약과 영양제, 한 권으로 끝내기
지금 당장 건강에 투자하라!

종합비타민을 고르는 법

① 종합비타민의 '종합' - 우리 몸에 필요한 영양소 조성(필요한 핵심 영
   양 조성)
② 비타민의 충분한 '함량' - 최적의 함량(ODI 최적섭취량 기준)
③ 비타민의 기능성 '원료' - 질 좋은 원료(활성형 비타민, 유기산염 미네랄)

① 종합비타민의 '종합' - 우리 몸에 필요한 영양소 조성

종합비타민은 음식에서 충분히 얻지 못하는 영양소를 보충하기 위해
먹습니다. 따라서 식사로 충분한 양을 보충하기 어려우며, 우리 몸에서
많이 사용하는 영양소로 조성되어 있어야 합니다.

비타민
현대인에게 요구량이 급격히 늘어난 비타민 B군(B1~B12)이 가장 중요
최근 중요성이 대두되는 비타민D3, K2
중요하지만 관심 받지 못하는 비타민A, E
우리 몸에서 합성하지 못하는 비타민C

만약 종합비타민만 섭취할 경우 비타민 A, B, C, D, E, K 모두 다 들
어 있는 것이 좋습니다(비타민 D와 K, C를 따로 챙겨 드실 경우에는 A, B, E만 봐도
됩니다).

미네랄

우리 몸에서 많은 부분을 차지하며 중요한 역할을 하는 핵심 미네랄로 칼슘, 마그네슘, 아연을 꼽을 수 있습니다. 칼슘, 마그네슘, 아연, 이 3가지 미네랄은 뼈의 중요한 구성요소이기도 하며, 신경계 안정과 각종 인체대사에 필수적인 역할을 합니다. 미량 미네랄이지만 항산화, 뼈의 구성, 효소 반응에 중요한 역할을 하는 셀레늄, 구리, 망간, 크롬, 붕소도 함유하면 좋습니다.

종합비타민만 드실 경우라면 칼슘, 마그네슘, 아연, 이 3가지는 꼭 들어가 있어야 하며 구리, 셀레늄, 크롬까지 함유한 제품이 좋습니다. 종합 미네랄 제품을 따로 먹는 경우라면 비타민 함량만 잘 보면 됩니다.

❷ 비타민의 충분한 '함량' – 효과를 볼 수 있는 최적의 함량(ODI 최적섭취량 기준)

권장섭취량 RDI(RDA)의 기준은 '결핍증 예방'에 맞춰진 것으로 급여에 비교하면 '최저임금'과 같은 것으로 이상적인 건강상태를 위한 기준으로는 터무니없이 낮다는 것을 이야기했습니다. 활력이 넘치며 높은 수준의 정신 신체 건강을 위해 필요한 섭취량인 최적섭취량 ODI 기준의 제품을 먹어야 합니다. 최적섭취량에 근거한 최신 기준으로 설명하겠습니다.

비타민

비타민B군은 약 50~100mg 정도면 ODI 기준을 충족시킬 수 있습니다.

비타민C는 1000mg 이상이 좋습니다.

비타민D는 성인 기준 2000IU 이상이 좋습니다.

미네랄

핵심 미네랄 3종의 권장 함량은 다음과 같습니다.

칼슘은 하루 1000~2000mg

마그네슘은 하루 350~1000mg

아연은 하루 30~50mg

사실 앞의 기준으로 비타민과 미네랄이 다 들어간 제품은 손에 꼽을 정도로 적습니다. 종합비타민 알약이나 캡슐 하나에 들어갈 수 있는 양이 제한되어 있기 때문입니다. 비타민 중에서는 비타민B군과 비타민A, E, D, K 정도가 충분한 양이 들어갈 수 있고, 미네랄 중에서는 아연 정도가 충분한 함량으로 들어갈 수 있습니다.

그 외의 성분들은 음식이나 다른 영양제로 보충하시는 것이 좋습니다. 특히 칼슘은 우유라는 훌륭한 천연 보급원이 존재하고, 마그네슘은 콩과 견과류에 풍부하니 좋은 식단을 조성하는 것이 기본적으로 중요하다고 할 수 있겠습니다.

❸ 기능성 '원료'

원료의 품질 또한 따지셔야 합니다. 질이 좋은 원료는 몸에 흡수되는 비율과 몸에서 활용되는 비율, 즉 흡수율과 생체이용률이 높은 원료입니다. 인체에 잘 흡수되는 형태의 원료일수록 좋고, 몸에서 잘 활용되는 형태라면 더욱 좋습니다.

비타민은 우리 몸에서 사용되기 위해서 몇 단계를 거쳐 활성화 상태로 변환되는데요. 비타민을 활성화시키는 데 에너지가 소모되기도 하고, 사람마다 활성화시킬 수 있는 양이 다르기에 같은 제품을 먹어도 효과는 다르게 나타나는 경우가 많습니다. 그렇기 때문에 이미 활성화가 되어 있는 형태의 비타민, 활성형 비타민으로 섭취하시는 게 좋습니다.

효능 차이가 있는 만큼 원료도 비싸기 때문에 활성형 원료를 사용한 제품은 많지 않습니다. 고품질 원료를 넣었다고 표기만 하고 몰래 저품질 원료를 넣는 경우도 있지요(검사로 구분하기 어렵기 때문에 이렇게 속이는 것이 가능하다고 합니다). 따라서 활성형 고품질 원료를 사용한 신뢰도 높은 브랜드의 제품을 먹는 것이 가장 좋습니다. 그렇다면 어떤 게 일반 원료이고, 어떤 게 활성형 원료일까요?

비타민

비타민 중에서는 비타민B군의 활성형이 많습니다. 각각의 대표 활성형을 정리하면 다음과 같습니다.

비타민 일반형, 활성형		
비타민	일반형	활성형
비타민 B1	Thiamine / 티아민 염산염, 티아민 질산염	Benfotiamine, Fursultiamine / 벤포티아민, 푸르설티아민
비타민 B2	Riboflavin / 리보플라빈	Riboflavin 5'-monophosphate / 리보플라빈 5'-인산염
비타민 B3	Niacin / 니아신	Niacinamide / 니아신 아마이드
비타민 B5	Pantothenic acid / 판토텐산	Pantethine / 판테테인

비타민	일반형	활성형
비타민 B6	Pyridoxine / 피리독신	Pyridoxal 5'-phosphate / 피리독살 5'-인산염
비타민 B9	Folic acid / 엽산	MTHF, methyltetrahydrofolate / 활성형 엽산
비타민 B12	Cobalamin / 코발라민	Methylcobalamin, Hydroxocobalamin, Adenosylcobalamin / 메코발라민, 하이드록소코발라민, 아데노실코발라민

미네랄

미네랄은 간단합니다. 가장 좋은 원료는 높은 흡수율과 생체이용률을 나타내는 킬레이트형 미네랄입니다(킬레이트 형태란 아미노산이 미네랄을 둘러싸고 있는 모습으로 자연상태에서 존재하는 형태입니다. 킬레이트 형태의 미네랄은 다른 형태의 미네랄보다 흡수율이 3~4배 정도 높습니다). 다음으로는 가성비가 좋은 유기산염형 미네랄이 좋고, 마지막으로 가장 낮은 흡수율을 보이지만 가격이 저렴한 산화형 미네랄이 있습니다. 이렇게 3가지로 나눌 수 있는데, 쉽게 정리하면 다음과 같습니다.

가격, 효능 : 킬레이트형 > 유기산염형 > 산화형

마그네슘을 예로 들어보면 다음과 같은 순으로 차이가 납니다.

킬레이트형 마그네슘 > 구연산 마그네슘, 젖산 마그네슘 > 산화 마그네슘

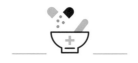

오메가3

효능, 효과

오메가3가 몸에 좋다는 사실은 이미 많이들 알고 계실 겁니다. 20년 전부터 연구가 시작되어 점점 연구자료가 쌓여가더니 최근 연구자료를 보면 거의 만병통치약 수준으로 우리 몸에 좋은 것으로 밝혀졌습니다. 오메가3의 다양한 효능을 4가지 카테고리로 정리해보면 다음과 같습니다.

오메가3의 효과

① 항염 효과 - 과도한 염증 억제

② 혈액순환 - 혈액순환 개선

③ 면역 교정 - 면역력 향상, 면역기능 조절

④ 뇌기능 향상 - 인지력, 기억력 개선

간단히 정리해보면 '혈액순환을 돕고, 염증을 억제하며, 면역력과 뇌 기능을 향상시킨다'입니다. 이러한 효과를 바탕으로 우리 몸에 어떤 영향을 미치는지 5가지로 나눠 살펴보겠습니다.

❶ 오메가3와 심혈관계 건강

오메가3는 심장과 혈관을 건강하게 만들어줍니다. 그래서 심혈관계 질환의 발생률과 사망률을 감소시킨다는 것이 여러 가지 연구를 통해 증명되었습니다. 특히 항염 효과와 항혈전 효과가 있어 심근경색, 돌연사 발생률을 낮춰 사망률이 낮아집니다. 혈관을 부드럽고 유연하게 만들어주니 혈액순환이 잘됨은 물론, 혈압이 안정됩니다. 중성지방이 만들어지는 과정을 조절해 고지혈증을 개선시킬 수 있습니다. 실제로 중성지방 수치가 높은 분들에게 보험적용이 되어 처방이 나옵니다. 신경에도 도움이 되어 부정맥과 심박동수를 개선시킬 수 있습니다.

❷ 오메가3와 뇌신경계

오메가3가 뇌에 좋고, 이 중 특히 DHA가 중요하다는 것은 널리 알려진 사실입니다. 오메가3는 신경의 주요 구성 물질이며, 신경이 집중되어 있는 뇌와 눈의 발달과 건강에 중요합니다. 특히 임산부의 오메가3 섭취는 아이의 인지력, 기억력, 문제해결능력 등을 향상시킬 수 있고, 뇌의 기능과 발달에도 중요한 역할을 하며 시각 형성에도 중요합니다. 따라서 임산부가 꼭 섭취해야 하는 영양소입니다.

③ 오메가3와 당뇨

오메가3는 당뇨를 개선시키는 데도 도움이 됩니다. 혈당 조절에 중요한 인슐린이 민감하게 작동할 수 있도록 도와줍니다. 다만 당뇨병은 관여하는 인자가 다양해 오메가3 단일 성분만으로는 그 효과가 충분하지 않습니다. 여러 가지 미네랄과 비타민을 종합적으로 챙겨 먹어야 하지요. 이에 관해서는 Part 03에서 상세히 다루었습니다.

④ 오메가3와 암

오메가3는 면역에도 중요하고요. 충분히 섭취할수록 암의 발생률이 떨어집니다. 다만 모든 암에 해당되지는 않습니다. 연구에 따르면 피부암, 폐암, 전립선암, 직장암 발생률 감소 효과가 있다고 합니다. 오메가3는 염증을 억제하고 조절하는 일종의 항염증 효과가 있습니다. 지속적인 염증은 암을 일으키는 원인이니, 오메가3의 항염 효과가 항암 효과로 이어진다고 보시면 되겠습니다.

⑤ 우울증

오메가3의 결핍으로 인해 우울증이 발병하기 쉬우며, 고용량의 오메가3 복용 시 우울증이 개선됩니다. 우울증이 왜 생기는지에 대해서 최근에는 다음과 같이 보고 있습니다. 우울증은 부신기능, 만성염증, 면역계와 밀접한 관련이 있고, 뇌유래신경영양인자(이하 BDNF)라는 것에 의해 조절되는 신경발생과 신경가소성의 영향을 받는다는 것입니다. 오메가3는 염증을 억제하고 면역계를 개선시키며 BNDF를 활성화시키니 우울증의 여러 가지 원인을 다양하게 개선시킬 수 있습니다.

이렇게 우리 몸에 유익한 역할을 하지만, 먹으면 생선 비린내가 올라오고 몸에 뾰루지만 나는 경우가 있습니다. 품질이 낮은 제품을 먹으면 이런 현상이 발생합니다. 오메가3는 지방이기 때문에 빛과 산소로 인해 변질될 수 있습니다. 즉, 산패될 수 있기 때문에 원료의 품질이 상당히 중요합니다. 따라서 어떤 오메가3가 좋은 제품인지 구별할 줄도 알아야 합니다. 약사의 기준으로 오메가3 고르는 법에 대해서 설명하겠습니다.

고르는 법

기준을 크게 3가지로 정하면 다음과 같습니다.

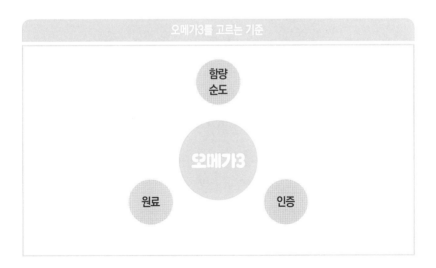

오메가3를 고르는 법

① 함량, 순도 - 충분한 함량과 순도(함량 1000mg 이상, 순도 70% 이상)
② 원료 - EE, rTG(고품질의 rTG, 가성비의 EE)
③ 인증 - IFOS, GOED, USP(IFOS ★★★★★)

❶ 함량, 순도 - 충분한 함량과 순도

건강한 성인 기준으로 유익한 효과를 보기 위해서는 오메가3(EPA+DHA)를 하루 1000mg 이상 먹길 권합니다. 캐나다, 호주, 미국 등 선진국에서는 하루 최소 500mg 이상의 오메가3 섭취를 권하고 있습니다. 질병치료를 목적으로 하는 오메가3 전문약인 오마코의 함량은 캡슐당 840mg, 중성지방 치료 목적으로는 하루 1~4캡슐이 처방됩니다. 건강상 유익을 볼 수 있는 최소 권장량이 500mg 이상이나 이상적인 복용량은 1000mg 이상입니다.

하지만 제품을 구매하실 때는 좀 더 보수적으로 접근해야 합니다. 인터넷에서 구할 수 있는 '건강기능식품'인 오메가3의 식약처 함량 기준은 80% 이상으로 지정되어 있고, 이 또한 제대로 지키지 않는 경우가 많기 때문입니다. 표시함량이 500mg면 실제 오메가3 투입량은 400mg도 안 되는 경우가 많을뿐더러 유통과정에서 이미 산패되어 기능성을 상실하는 경우가 많습니다.

이처럼 여러 가지를 요소를 따져본다면, 오메가3 함량 표시가 최소 1000mg 이상인 제품을 고르셔야 합니다. 오메가3의 주요 성분이 EPA와 DHA이니 EPA와 DHA의 합의 표시함량이 1000mg 이상인 제품을 고르시면 됩니다. 또한 순도가 높은 제품을 먹는 게 좋습니다. 제품의 형태(TG, EE, rTG폼)마다 한계 순도치가 다르겠지만, 같은 형태의 원료를 사용한 제품이라면 더 높은 순도의 제품이 좋습니다.

오메가3 제품 비교					
오메가 A			오메가 B		
1일 섭취량 : 1캡슐 (1,025mg)			1일 섭취량 : 1캡슐 (1,500mg)		
1일 섭취량 당	함량	% 영양성분 기준치	1일 섭취량 당	함량	% 영양성분 기준치
탄수화물	0g	0%	탄수화물	0g	0%
단백질	0g	0%	단백질	0g	0%
지방	1g	2%	지방	1.5g	3%
EPA와 DHA의 합	600mg		EPA와 DHA의 합	1200mg	
비타민D	10ug	100%	비타민D	10ug	100%
비타민E	11mg α -TE	100%	비타민E	11mg α -TE	100%

예를 들면 오메가 A제품은 1캡슐당 1025mg이 들어 있고, 이 중 오메가3인 EPA DHA 합이 600mg로 순도는 약 60%입니다.

오메가 B제품은 1캡슐당 1500mg이 들어 있고, 이 중 오메가3는 1200mg로 순도는 80%입니다.

같은 오메가3이지만 오른쪽 제품의 함량과 순도가 더 좋습니다. 1캡슐만 섭취해도 충분한 양의 오메가3 섭취가 가능합니다. 순도가 높다는 뜻은 정제과정을 거쳐 불순물을 제거했다는 뜻입니다. 1캡슐당 1000mg 이상의 오메가3가 있고, 순도는 70% 이상인 오메가B와 같은 제품을 선택해서 먹으면 되겠습니다.

② 원료 - TG, EE, rTG 폼 / 1세대, 2세대, 3세대

오메가3를 형태를 뜻하는 용어들이 있습니다. 트리글리세라이드 TG, 알티지 r-TG, 에틸에스터 EE, 1세대 2세대 3세대, 이런 식으로 칭하는데 참 헷갈리지요?

결론부터 말씀드리면 가성비는 에틸에스터 폼(EE form)이 좋고, 품질과 효능은 알티지 폼(rTG form)이 좋습니다.

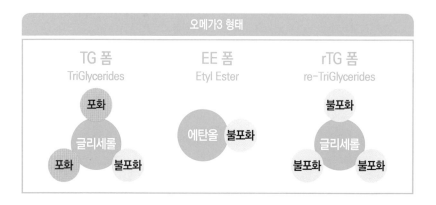

오메가3가 자연 상태에서는 글리세롤이라는 뼈대에 다른 지방산과 함께 붙어 있습니다. 이것을 TG 폼이라고 합니다. 자연상태에서 우리가 필요한 오메가3의 순도를 높이기 위해 고순도, 고농축 형태로 구조적으로 가공된 것이 EE 폼입니다. 순도를 높일 목적으로 만든 EE 폼에는 문제가 하나 발생합니다. 이 형태는 원래 자연에 존재하던 형태인 TG에 비해 흡수율이 낮다는 것입니다.

이 문제는 지방의 흡수 및 운송의 특징 때문에 발생합니다. 지방은 소화효소에 의해 분해되어 작은 조각 상태로 우리 몸에 흡수되는데요. 흡수되고 난 작은 조각들은 글리세롤이라는 막대기에 붙어서 다시 조립된 상태로 몸에서 사용됩니다. 그런데 기존의 EE 형태에서는 글리세롤이라는 막대기가 없었기 때문에 몸에서 충분히 활용되기 어려웠던 것이죠.

이 문제를 해결한 것이 바로 rTG, 알티지 형태의 오메가3입니다. 자연상태의 TG 형태로 오메가3를 다시 재조립한 것이죠. 따라서 기존 TG 폼에 비해 순도가 높고 기존 EE 폼에 비해 흡수율과 생체이용률이 높아집니다.

이렇게 만들어진 순서에 따라

TG 폼을 1세대
EE 폼을 2세대
rTG 폼을 3세대

라고 표현하기도 합니다(이러한 세대별 분류는 정식 분류가 아닌 마케팅적 용어입니다).

그럼에도 EE 폼 또한 높은 순도와 가성비를 자랑하며, 다른 음식물과 함께 섭취 시 충분히 몸에 활용될 수 있기 때문에 어떤 제품이든 먹는 것을 권해드립니다. 정리하자면 가성비 고순도 제품을 찾는다면 에틸에스터 폼, EE form을 고르시면 되고요. 고품질, 고효능 제품을 찾는다면 알티지 폼, rTG form 형태를 고르시면 됩니다.

③ 인증 – IFOS, GOED, USP / 5스타

지방(기름)은 변질됩니다. 특히 불포화지방산은 불안정하기에 더욱 빨리 변질됩니다. 참기름, 들기름과 같은 불포화지방산을 밖에 오래 놔두면 시간이 갈수록 색깔이 진해집니다. 산패가 진행되는 것이지요.

싱싱한 생선이 많은 생선가게에서는 바다 내음을 풍깁니다. 오래된 생선이 많은 생선가게에선 비린내가 진동합니다. 생선 기름이 산패, 변질되기 때문입니다(오메가3가 신선한지 확인하려면? 껍질을 까서 신선한 생선냄새가 나는지, 오래되어서 상한 비린내가 나는지 맡아보면 됩니다). 이러한 순도, 산패문제, 중금속 불순물 등의 오염문제 등을 종합적으로 검사해서 받는 인증마크가 있습니다.

국제 어유(오메가3) 산패도 기준				
구분	산가 Acid value	과산화물수치 PV : Peroxide value	아니시딘 수치 AV : Anisidine value	총산화수치 Total oxidation value
IFOS	3 이하	5 이하	20 이하	19.5 이하
GOED	–	5 이하	20 이하	26 이하
USA	3 이하	5 이하	20 이하	26 이하

가장 대표적인 인증마크가 바로 국제 피쉬오일 기준 IFOS(International Fish Oil Standards)입니다.

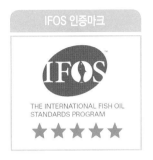

IFOS 인증마크

IFOS
THE INTERNATIONAL FISH OIL
STANDARDS PROGRAM
★★★★★

이러한 인증마크를 통해 오메가3 원료 품질을 판별할 수 있죠. 만약 IFOS 최고등급인 IFOS ★★★★★ 별 5개 인증마크가 있다면, 이 제품의 원료는 믿을 수 있다고 보면 됩니다.

오메가3의 산패를 판정하는 기준에는 크게 3가지가 있습니다. 산가, 과산화물, 아니시딘 수치입니다. 과산화물은 초기에 오메가3가 산패되면 나오는 물질이고, 이 과산화물이 더욱 산패되면 아니시딘으로 변합니다. 그래서 아니시딘은 수치를 통해 후기에 오메가3가 얼마나 산패되었는지를 알 수 있습니다. 인증마크를 받았다면 산패가 진행되지 않은 깨끗하고 신선한 원료라는 겁니다. 따라서 IFOS 또는 GOED 인증 원료를 사용한 제품이라고 적힌 제품을 고르시길 권합니다.

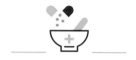

칼슘, 마그네슘, 비타민D

비타민과 함께 우리 몸에 중요한 역할을 하는 것이 바로 미네랄입니다. 몸의 구성과 기능에서 많은 부분을 차지하며 중요한 역할을 하는 핵심 미네랄로 칼슘, 마그네슘, 아연을 꼽을 수 있지요. 칼슘, 마그네슘, 아연, 이 3가지 미네랄은 뼈의 중요한 구성요소이기도 하며, 신경계 안정과 각종 인체대사에 필수적인 역할을 합니다.

칼슘을 이야기할 때 빠질 수 없는 비타민이 있습니다. 바로 비타민D와 비타민K입니다. 특히 비타민D는 칼슘의 흡수와 체내 이용에 매우 중요한 역할을 하죠. 뼈에 그만큼 중요하기에 국내에서는 골다공증에 칼슘과 비타민D가 함께 든 약이 처방됩니다. 이 외에도 인체가 보유한 양은 미량이지만 항산화, 뼈의 구성, 효소반응에 중요한 역할을 하는 셀레늄, 구리, 망간, 크롬, 붕소와 같은 미량 미네랄도 중요합니다.

음식을 통해 충분히 섭취할 수 없는 미네랄 칼슘, 마그네슘, 아연 등을 섭취하기 위해 종합미네랄, 칼막디 제품을 찾으시는데요(칼슘 마그네슘 비타민D 중심으로 구성된 종합미네랄 제품을 '칼막디'라고 부릅니다). 약사의 기준으로 종합미네랄, 칼막디 고르는 법에 대해서 설명하겠습니다.

고르는 법

종합미네랄을 고르는 기준은 다음 3가지입니다. 종합비타민을 고르는 기준과 동일합니다.

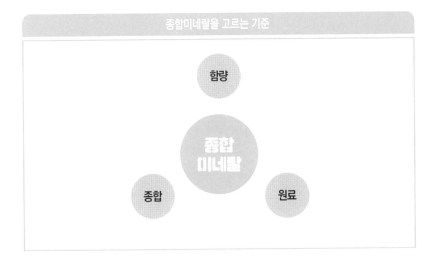

종합미네랄을 고르는 법

① 종합미네랄의 '종합' – 우리 몸에 필요한 필수 미네랄(칼슘, 마그네슘, 아연)

② 미네랄의 충분한 '함량' – ODI 최적섭취량 기준

③ 고품질 '원료' – 흡수율이 좋은 킬레이트형, 유기산염형

❶ 종합미네랄의 '종합' – 우리 몸에 필요한 필수 미네랄 조성

인체에 필수적인 대량 미네랄 3가지가 칼슘, 마그네슘, 아연이라고 말씀드렸지요. 이들 영양소는 기본적으로 함유하고 있어야 합니다.

칼슘

칼슘 하면 가장 먼저 뼈에 좋은 영양제라는 것이 떠오르실 겁니다. 그만큼 뼈 건강에 중요합니다. 뼈에 우리 몸의 칼슘 중 99%가 저장되어 있으며, 뼈 전체 조성 중 39%를 차지합니다. 칼슘은 신경과 근육에도 중요한 역할을 합니다. 칼슘을 충분히 섭취해야 신경이 안정되고, 골다공증이 예방됩니다.

마그네슘

마그네슘은 인체에 상당히 중요한 미네랄입니다. 무려 300종류 이상 효소의 보조인자로 작용하며 신경계 안정, 혈당 조절, 혈압 조절, 단백질 합성 등 광범위한 분야에 작용합니다. 또한 세포막에서 칼슘과 칼륨의 수송을 활성화시키는 중요 인자이기도 하고, 신경에도 중요한 역할을 합니다. 골격근의 수축과 이완, 혈관의 이완, 심전도, 신경안정, 운동기능, 골격발달 등 우리 온몸에서 기능합니다.

아연

아연은 면역에 중요하며, 특히 점막을 튼튼하게 만들어 설사 장염, 위궤양 등에 도움이 됩니다. 또한, 아연은 골형성을 촉진시켜 어린이의

골격형성을 돕고 노년기의 골밀도를 유지시켜줍니다.

망간, 붕소

우리 몸에서 차지하는 비율은 작지만 결핍되면 문제가 되는 미량 미네랄입니다. 미량 미네랄이 풍부한 야채 채소 섭취가 줄어든 현대에서 보충이 필요한 영양소입니다.

비타민D3, 비타민K2

칼슘대사에 주요한 물질이 있습니다. 바로 오스테오칼신(osteocalcin)이라는 물질인데요. 비타민D3는 이 오스테오칼신 생성에 중요한 역할을 합니다. 또한 칼슘 흡수에도 핵심적인 역할을 하죠. 비타민K2는 오스테오칼신을 활성화시켜 골 형성을 돕습니다. MGP라는 것을 활성화시켜 칼슘이 혈관이나 조직에 쌓이는 것을 막아주기도 합니다. 비타민D3와 K2는 상호 보완적이며 시너지 효과가 있으니 함께 먹는 게 좋습니다.

❷ 미네랄의 충분한 '함량' – 효과를 볼 수 있는 최적의 함량(ODI 최적섭취 량 기준)

칼슘, 마그네슘, 아연이 다 들어 있어도 함량이 낮다면 복용할 이유가 없습니다. 미네랄은 식사로 섭취되는 양이 어느 정도 있기 때문에 최적섭취량까지는 아니더라도 권장섭취량 이상은 함유하는 것이 좋습니다.

권장섭취량 VS 최적섭취량 미네랄		
영양소	권장섭취량(RDI, RDA)	최적섭취량(ODI)
칼슘	700~900mg	1500~2000mg
마그네슘	310~420mg	750~1000mg
철분	12~16mg	18~30mg
아연	10~12mg	30~50mg
구리	0.9mg	2~3mg
셀레늄	55mcg	100~200mcg

최적섭취량(ODI)기준의 제품은 현실적으로 찾기 어려우므로 권장섭취량(RDI) 기준으로 칼슘, 마그네슘, 아연의 함량기준을 간단히 정해본다면

칼슘 : 700mg 이상

마그네슘 : 300mg 이상

아연 : 10mg 이상

입니다.

앞의 함량 기준을 충족시키는 제품이라면 좋은 제품입니다. 뼈 건강을 목표로 하는 분들이라면 칼슘, 마그네슘, 아연에 비타민D3와 비타민K2까지 함유된 제품을 고르는 게 좋습니다. 뼈 건강과 영양에 연구 논문을 참고해 제가 권해드리는 칼막디 함량은 다음과 같습니다.

칼슘 : 1000mg 이상

소모량이 많은 성장기 청소년은 1300mg, 뼈가 약해지기 쉬운 폐경

이후의 여성은 1200mg 이상 먹어야 합니다.

마그네슘 : 400mg 이상

주 영양소 중 결핍도가 크며 중요한 영양소입니다. 73,000명 대상 대규모 실험에서 하루 400mg의 마그네슘만 섭취해도 골밀도가 2~3% 향상되었습니다.

아연 : 10mg 이상
망간 : 1mg
붕소 : 2mg
비타민D3 : 1000IU 이상
비타민K2 : 100mcg 이상

❸ 미네랄의 기능성 '원료' – 흡수율, 생체이용률이 높은 질 좋은 원료

종합비타민에서 말씀드린 내용과 동일합니다. 좋은 미네랄 원료는 단순한 산화형태가 아닌, 유기산염형 또는 킬레이트형 등 흡수가 용이한 형태의 원료입니다. 가장 높은 흡수율과 생체이용률을 나타내는 것이 아미노산으로 킬레이트 된 킬레이트형 미네랄입니다. 다음으로는 유기산염 형태가 좋고, 마지막 가장 저렴한 산화형입니다.

아쉽게도 국내 제품 중에는 킬레이트형이나 유기산염형의 원료를 사용한 제품이 거의 없습니다. 일부 유기산염 형태를 사용한 제품은 함량이 낮은 편이고요. 대부분 제품이 산화형을 사용합니다. 따라서 국내 제품을 구매하실 때는 함량 위주로 보고 구매하는 것이 좋습니다.

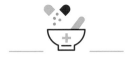

프로바이오틱스 유산균

효능, 효과

유산균이 몸에 좋다는 사실은 이제 상당히 많은 분들이 알고 있습니다. 방송을 통해서도 많이 알려졌고, 여러 가지 유산균 제품의 광고를 통해서 알려지기도 했습니다. 유산균이 단순히 우리 몸에 존재하는 것이 아니라 여러 가지 기능을 한다는 사실이 밝혀져 본격적으로 연구가 된 것이 약 20년 전입니다. 그때부터 연구가 활발히 진행이 되어 현재에는 48만 개 이상의 관련 논문이 나와 있습니다. 설사나 변비에 좋다는 내용부터 면역기능에도 중요한 역할을 한다는 것까지 그 효능이 광범위합니다. 유산균의 대표적 효능 7가지만 정리해보겠습니다.

유산균의 효과

① 면역기능 강화, 면역 조절
② 설사, 변비 개선
③ 뇌기능 향상
④ 대장암, 직장암 예방
⑤ 과민성 대장증후군 개선
⑥ 숙변 제거, 다이어트
⑦ 대장의 보호막 강화

● 면역기능 강화, 면역 조절

우리 장에는 최대의 면역기관이 존재합니다. 이 면역기관의 이름은 장점막 연관 림프조직, GALT라고 하는데요. 유산균은 GALT 활성화에 핵심적인 역할을 합니다. 따라서 유산균을 먹으면 면역기관이 활성화 되어 면역세포가 늘어나고, 면역기능을 조절하는 세포도 늘어나게 됩니다. 이 덕분에 면역력이 강해지게 되고요. 면역조절이 안 되어 발생하는 질환인 아토피, 비염, 천식 등에도 효과를 나타냅니다.

유산균은 장에서 여러 가지 유익한 물질을 만들어내기도 합니다. 비타민이나 신경전달물질을 합성해서 몸의 기능을 일부 담당하기도 하고, 단쇄지방산, 천연 항생제 등과 같은 유익한 물질을 만들어내어 외부의 유해균을 억제하기도 합니다.

② 설사, 변비 개선

유산균이 설사와 변비를 개선시킬 수 있습니다. 설사와 변비를 유발하는 유해균을 억제하고, 장의 상태를 호전시킬 수 있는 다양한 물질(유기산, 단쇄지방산)을 생성하기 때문입니다. 장이 약해서 설사와 변비를 달고 사는 분들은 꼭 유산균제를 챙겨 먹기를 바랍니다.

③ 뇌기능 향상

장내의 유산균들은 뇌세포처럼 신경전달물질을 합성해 뇌신경과 소통할 수 있습니다. 이런 방식으로 뇌와 장이 긴밀이 협력하는데, 이를 장-뇌 축(Gut-Brain Axis)이라고 부르기도 합니다. 장에는 뇌 다음으로 신경세포가 많이 밀집되어 있어서 '제2의 뇌'라는 별칭도 있습니다.

그렇기 때문에 유산균을 섭취하게 되면 정신건강에도 도움이 되며, 뇌신경기능을 유지하는 데도 도움이 됩니다. 우울증이나 조울증, ADHD에 효과가 있다는 연구 결과가 나오는 것도 이 때문입니다.

④ 대장암, 직장암 예방

장내의 유산균의 층이 망가지면 암 발생률이 증가하게 됩니다. 장내에 유해균들이 많이 존재하게 되면, 소화되지 못한 음식의 잔류물들이 유독성 물질로 변환되어 암을 유발할 수 있기 때문입니다. 유산균을 섭취하면 독성물질을 생성하는 유해균들을 억제할 수 있고, 독소로부터 장을 보호할 수 있으며, 면역기능을 강화시켜 암을 예방할 수 있습니다.

⑤ 과민성 대장증후군 개선

과민성 대장증후군 환자들의 장에는 유익균들은 감소되어 있는 반면, 유해균이 과량 증가되어 있습니다. 장의 유익균 층이 망가져 장점막에 염증이 나타나고 부패성 메탄, 수소가스를 만들어 변비나 설사가 나타납니다. 유산균은 유해균을 억제해 이러한 독성 가스를 억제합니다. 또한 유익한 물질들을 만들어내 염증을 개선시킬 수 있어 과민성 대장증후군을 개선시킵니다.

⑥ 숙변 제거, 다이어트

장에 있는 균에는 뚱보균과 날씬균이 있습니다. 뚱보균은 정제 탄수화물, 당류 등 살찌는 음식 섭취가 많을 때 증식하며, 비만한 사람에게 과잉 증식되어 있습니다. 반면 날씬균은 마른 사람에게 높은 비율로 존재하며, 채소와 식이섬유 섭취가 많은 식단에서 증가합니다. 유산균의 섭취는 날씬균과 같은 유익균들을 증가시키며, 반대로 유해균인 뚱보균들을 억제해 다이어트에 도움이 됩니다. 또한 숙변을 제거해 체중 감량 효과를 나타내기도 합니다.

⑦ 대장의 보호막 강화

대장의 장관벽은 외부 독소로부터 우리 몸을 보호하는 1차 보호막입니다. 장관벽이 뚫려 장에 누수가 발생하게 되면, 장내의 독소가 혈액 속으로 들어가 간에서 처리해야 하지요. 장이 망가지면 간에도 부담이 되는 것입니다. 간에서 해독하지 못한 독소들은 혈관을 타고 들어가 혈관도 망가뜨리고 피부를 상하게 합니다. 유산균을 섭취하게 되면 장관이 보호막을 튼튼하게 만듭니다. 그러니 유해한 독성물질들을 막을 수 있고, 자연스럽게 간과 피부, 혈관 건강도 지킬 수 있게 됩니다.

고르는 법

유산균은 수십만 건의 연구로 밝혀진 다양한 효능과 대중의 긍정적인 인식으로 인해 제품도 상당히 많이 나오는데요. 네이버에 검색되는 것만 해도 140만 건이 넘습니다. 판매되는 모든 제품이 괜찮은 제품이라면 참 좋을 텐데요. 아쉽게도 제품 중 상당수는 먹어도 별 효과가 없거나 품질 대비 가격이 과도하게 높습니다.

이미 다 죽어버린 유산균 믹스 분말만 넣고 '유산균 18종 고함량 함유!'라고 선전하거나 특허균주 1억, 잘 죽지 않는 저렴한 유산균을 100억 넣고 '특허균주 포함 100억 균 수 보장!'이라고 선전하는 경우가 있습니다.

유산균의 효과를 충분히 보기 위해서는 기능성이 충분한 균주가 충분한 양으로 들어가 살아서 장까지 도달해야 합니다. 그러기 위해서는 좋은 유산균 제품을 고를 줄 알아야 하겠지요. 좋은 유산균 제품을 고르는 방법에 대해 소개하겠습니다.

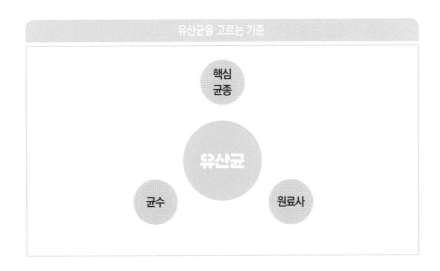

유산균을 고르는 법

① **균종** – 핵심 균주 포함 다양한 균종(핵심 균주 3종 포함)

② **균수** – 투입 균수, 보장 균수(투입 균수 250억 이상, 보장 균수 50억 이상)

③ **원료사** – 유명 원료사(다니스코, 크리스천 한센, UAS랩스, 모리나가)

이렇게 3가지 기준을 가지고 제품을 고르시면 되겠습니다. 이 기준은 저를 포함해 많은 약사님들이 공통적으로 적용하는 것입니다. 다만 제품의 특성상 위의 3가지 기준을 충족시키지 못해도 효과가 좋은 경우도 있으니 참고만 하시기를 바랍니다. 이렇게 기준을 가지고 제품을 선택하면 적어도 효과 없는 제품 때문에 돈만 낭비하는 불상사는 예방할 수 있습니다.

❶ 균종 - 핵심 균주 포함 다양한 균종

설사, 변비는 물론, 아토피 피부염, 과민성 대장증후군, 면역력 증강, 질염 요도염 방광염 예방 등 광범위한 기능성을 가진 균종이 있습니다. 바로 다음과 같은 핵심 균종 3가지입니다.

락토바실러스 애시도필러스(Lactobacillus acidophilus)
락토바실러스 람노서스(Lactobacillus rhamnosus)
비피토박테리움 락티스(Bifidobacterium lactis)

유산균 속 균종		
비피도박테리움 Bifidobacterium	**락티스** Lactis	**(B1 - 07)**
속명 Genus	종명 Species	균주명 Strain

우선 균종이 무엇인지에 대해 간단히 설명하겠습니다. 유산균과 같은 미생물은 속명(Genus), 종명(Species), 균주명(Strain)으로 이름이 정해지는데요. 이 중 같은 속명(Genus)을 가진 균이라도 다른 균종(Species)이라면 그 기능성이 다르고, 같은 균종이라고 해도 균주(Strain)가 다르면 기능성이 달라지게 됩니다.

예를 들자면 같은 Lactobacillus라고 해도 acidophilus라는 균종의 효능 범위가 더 넓고, 같은 acidophilus라고 해도 균주가 DDS-1이라는 특허 균주라면 다른 균에 비해 활성도와 장 점착도, 내산성 내담즙성, 유익한 물질을 생산하는 정도가 전혀 다릅니다. 따라서 핵심 균종 3

가지는 꼭 포함하는 제품이 좋은 제품이고요. 특허를 받은 균주가 들어 있다면 더욱 좋은 제품입니다.

그런데 특허 받은 균주인지는 어떻게 알 수 있을까요? 특허를 받은 균주는 개발에 들어간 비용 때문에 일반적으로 사용하는 유산균주보다 가격이 훨씬 더 비쌉니다. 그렇기 때문에 비싼 특허 균주를 사용한 제품들은 특허 균주를 넣었다고 홍보하기 마련이지요. 그래서 제품 포장에 '○○ 균주 포함!'과 같은 문구가 있다면 유명한 특허 균주라고 보면 되겠습니다. 그중에서도 자주 볼 수 있는 유명한 특허 균주는 다음과 같습니다.

L. acidophilus의 특허 균주 : UAS랩스의 DDS-1
L. rhamnosus의 특허 균주 : 크리스천한센의 L. GG
B. lactis의 특허 균주 : 크리스천한센의 BB-12

② 균수 – 투입 균수, 보장 균수

제품을 만들 시에 500억을 넣어도 먹기 전에 10억으로 줄어들 수도 있고, 100억을 넣고 먹기 전까지 50억 이상 유지할 수도 있습니다. 이는 균주의 생존력이 얼마나 강한지와 원료의 코팅, 유통기술이 어떠한지에 따라 달라집니다. 좋은 제품은 유통기한 내에 균수를 보장하는 '보장 균수'가 높습니다. 보장 균수 기준으로 50억 이상은 들어 있어야 충분한 효과가 있습니다. 다만 해외에서는 투입 균수를 기준으로 하는 경우가 많으며, 보장 균수가 얼마인지 알기 어렵습니다. 투입 균수 기준으로는 250억 이상의 제품을 고르는 게 좋습니다.

③ 원료사 - 메이저 원료사

세계적으로 유명한 원료사가 있습니다. 다니스코, 크리스천 한센, UAS랩스가 유명한 3대 주요 원료사입니다. 이 외에 바이오가이아, 프로비, 모리나가, 로셀, 프로비 등 여러 회사가 있습니다. 수많은 회사가 유산균 제조산업에 뛰어들고 있어서 현재로서는 좋은 회사를 구분하는 것이 쉽지 않습니다.

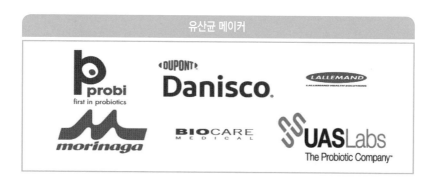

하지만 전통 있는 주요 회사의 원료는 생산 노하우가 축적되어 있기에 유산균의 기능성(내산성, 내담즙성, 장점착성)이 타 원료사에 비해 뛰어납니다. 가격은 타 원료 대비 몇 배가 비쌉니다만, 가격이 비싼 만큼 기능성이 확실합니다. 이렇다 보니 유산균 제품을 만드는 회사 입장에서는 비싼 원료를 넣었을 때 이것을 마케팅에 이용할 수밖에 없습니다.

'크리스천 한센 원료 사용!', 'UAS Labs 특허 유산균 사용!' 이런 식으로 말이죠. 따라서 제품 문구에 원료사 표기가 되어 있고, 그 원료사가 눈에 익을 만큼 브랜드가 있는 주요 원료사라면 좋은 제품일 가능성이 높습니다.

Q 유산균은 언제 먹어요?

A 유산균은 아침 공복에 따뜻한 물과 함께 먹는 게 좋습니다. 다만 아침부터 속이 쓰린 분들은 위산이 많이 분비된 상태라 균이 죽어버릴 수 있으니 따뜻한 물 한 컵과 함께 드셔서 위산을 희석시킨 후 복용해야 합니다.

Q 유산균 보관은 어떻게 해요?

A 유산균은 실온보관이라고 적혀 있는 제품이라고 하더라도 높은 온도와 습기에 약합니다. 방습제를 충분히 넣고 냉장고에 넣어 보관하시는 게 가장 좋습니다.

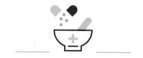

단백질 보충제

효능, 효과

단백질은 3대 필수 영양소 중 하나이며 근육, 피부, 뼈, 모발, 손발톱 등 우리 온몸의 물질과 세포를 만드는 중요한 구성요소입니다. 알부민, 지질단백과 같은 물질부터 면역세포, 항체, 각종 대사에 필요한 효소들까지 단백질이 필요하므로 생존에 가장 중요한 영양소라고 할 수 있습니다.

충분한 단백질을 섭취하면 근력 강화, 혈당 안정화, 에너지 레벨 향상, 간의 해독력 향상, 면역력 강화, 수명 연장 등 여러 가지 유익한 효과를 볼 수 있습니다. 단백질의 대표 효능을 4가지로 정리하면 다음과 같습니다.

단백질의 효과

① 근력 강화, 근육량 증가

② 식욕 억제, 지방 연소

③ 혈당 안정화

④ 운동 능력 향상

20대~50대 분들에게는 충분한 근력과 에너지 향상을 위해, 60대 ~70대 분들에게는 근력 약화와 노화 방지를 위해 충분한 단백질 섭취가 필요합니다. 그렇다면 단백질은 얼마나 먹어야 하는 걸까요? 성인 기준으로 체중 1kg당 단백질 0.8~1.5g가량이 필요합니다 70kg 성인 기준으로 하루 56~105g 정도의 단백질을 먹어야 하는 것이죠. 이 정도 양의 단백질을 섭취하기 위해서는 음식으로 다음과 같은 양을 먹어야 합니다.

단백질 음식 – 70kg 성인이 충분한 단백질을 얻기 위해서는?

계란 10~20개

소고기 1근(600g)

닭고기 1마리(1일 1닭)

콩 300g

우유 5000ml

단백질 보급을 위해 닭가슴살과 소고기, 계란을 잘 조합해 매 끼니를 잘 챙겨 먹는 게 가장 좋습니다. 하지만 소고기, 닭고기와 같은 양질의 단백질원을 매일 섭취하는 것은 쉬운 일이 아닙니다. 식재료 가격도 만만치 않을 뿐만 아니라 요리하는 시간도 많이 걸리고, 저 정도 양을 다 먹고 소화시키기도 어렵습니다. 단백질 보충제를 챙겨 먹으면 소화 흡수도 빠르고, 시간적 경제적 부담을 많이 덜어낼 수 있습니다. 단백질 보충제도 여러 종류가 있는데, 이 중에서도 근성장과 근손실 예방 효과가 큰 것은 유청단백질입니다. 그럼 어떤 유청단백질을 고르는 것이 좋을까요?

고르는 법

좋은 단백질 보충제를 고르실 때에는 다음 3가지만 확인하시면 됩니다.

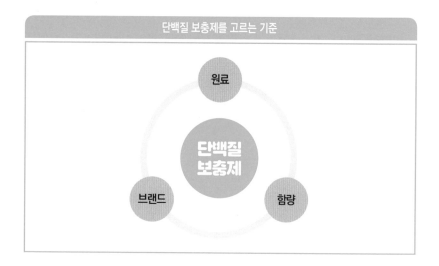

단백질 보충제를 고르는 기준

원료

단백질
보충제

브랜드

함량

단백질 보충제를 고르는 법

① 좋은 원료 – WPC, WPI, WPH, WPIH
② 충분한 함량 – 단백질 20~30g
③ 브랜드 – 믿을 수 있는 브랜드

간단히 요약해보면 이렇습니다. 주요 아미노산의 비율이 높은 고품질 단백질 원료를 써야 합니다. 단백질 함량과 순도도 높아야 하며, 인체에 유해한 인공 첨가물을 최소화한 제품이 좋습니다. 일정한 품질의 제품을 꾸준히 생산해내어 오랜 기간 신뢰를 쌓아온 브랜드 제품이면 더욱 좋습니다.

❶ 좋은 원료

우유는 두 가지 단백질, 즉 카제인 단백질 80%와 유청 단백질 20%로 이루어져 있습니다. 카제인은 위산이랑 만나면 덩어리가 져서 흡수가 느립니다. 반면 유청단백질은 흡수가 빠르고 필수 아미노산 함량이 높습니다. 따라서 유청단백질의 효과가 더 좋다고 할 수 있겠습니다. 이 유청단백질을 농축한 원료가 바로 농축유청단백질입니다.

농축유청단백질(WPC, Whey Protein Concentrate)

농축유청단백질은 유청단백질을 80%까지 농축한 원료입니다. 나머지 20%에 유당과 지방, 그리고 다른 유익물질이 함유되어 있습니다. 가격도 저렴한 편이라 많은 단백질 보충제에서는 이 성분을 사용합니다.

분리유청단백질(WPI, Whey Protein Isolate)

유당과 지방 때문에 유당불내증이 있거나 지방분해력이 떨어지는 분들은 배탈이 잘 생길 수 있습니다. 이런 분들을 위해 한 가지 공정을 더 거쳐 단백질만 아예 따로 분리해 유당과 유지방을 최소화한 원료가 있습니다. 바로 분리유청단백질입니다. 유당과 유지방이 제거되어 유청단백질의 순도가 90% 정도로 높습니다.

가수분해유청단백질(WPH, Whey Protein Hydrolysate)

분리유청단백질을 먹어도 소화가 안 되는 분이 있습니다. 유당 문제가 아닌 단백질 소화력의 문제겠지요. 이를 개선하기 위해 농축유청단백질에 효소를 넣어 가수분해 공정을 거친 원료가 나옵니다. 우리 몸에서 해야 할 단백질 분해 단계를 먼저 거친 원료지요. 바로 가수분해유청단백질입니다.

가수분해분리유청단백질(WPIH, Whey Protein Isolate Hydrolysate)

가수분해와 농축 분리 공정까지 거진 고급 단백질 원료입니다. 분리유청단백질과 가수분해유청단백질, 이 두 가지 단백질의 장점을 모두 갖추었지요. 순도가 높고 소화 흡수가 용이합니다. 설사나 배탈과 같은 부작용이 최소화된 제품입니다. 가장 좋은 원료인 만큼 가격도 가장 비싼 편입니다.

원료에 대한 설명이 헷갈릴 수 있으니 간단히 요약을 해보겠습니다.

단백질보충제 간단 선택법

· 저렴한 제품을 찾는다면 – 농축유청단백질(WPC)

· 우유를 먹고 설사한다면? – 분리유청단백질(WPI)

· 소화가 잘 안 된다면? – 가수분해유청단백질(WPH)

· 가장 좋은 제품을 찾는다면? – 가수분해분리유청단백질(WPIH)

❷ 충분한 함량, 높은 순도

다음으로 중요한 것은 함량입니다. 가수분해분리유청단백질(WPIH)과 같은 고급 원료를 사용했다고 하더라도 제품 전체의 순도가 낮다면, 다른 첨가물들이 많이 들어간 것이니 좋은 제품이라고 하기 어려울 것입니다.

탄수화물이 없는 단백질 보충제를 기준으로 설명하면 순도는 70% 이상 되는 제품을 먹는 게 좋습니다. 한 스쿱(보충제를 퍼 올리는 큰 숟가락)당 30~45g이라고 할 때 한 스쿱당 유청단백질이 20~30g 정도 들어 있어야 합니다.

근육을 만드는 데 중요한 아미노산은 분지쇄아미노산, BCAA라는 필수 아미노산입니다. 이 중 루신(leucine)이라는 아미노산이 중요한 역할을 하는데요. 근성장의 스위치를 눌러주는 역할을 하기 때문입니다. BCAA의 비율은 루신 : 이소루신 : 발린 = 2 : 1 : 1으로 조성된 제품이 좋고, 함량은 5g 이상인 것이 좋습니다.

❸ 브랜드

단백질 보충제는 제품 특성상 사기를 치기 쉽습니다. 값싸고 질 떨어지는 성분을 넣어 단백질 함량이 엄청 높은 것처럼 속일 수 있기 때문이지요. 오랜 기간 사랑받아온 브랜드는 많은 분들이 먹고 효과를 봐왔고, 그만큼 질 좋은 제품을 만들어왔다는 뜻이겠지요. 업력이 오래된 유명 브랜드에서 나온 제품이라면 믿고 드실 수 있습니다. 단백질 보충제 대표 브랜드는 다음과 같습니다.

단백질 보충제 브랜드

- OPTIMUM
- BSN
- MuscleTech
- MusclePharm
- AllMax
- Dymatize
- IsoPure
- RSP
- JYM

출처 : 미국 보충제 사이트 바디빌딩닷컴 베스트셀러, 브랜드 List

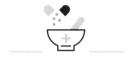

비타민C

20세기 초까지만 해도 항해하는 배에서는 비타민C가 풍부한 과일과 채소를 신선하게 보관하기 어려워 뱃사람들은 비타민C 섭취가 어려웠습니다. 따라서 비타민C가 결핍되어 괴혈병으로 사망하는 선원이 많았습니다. 수많은 사상자를 낸 괴혈병의 원인이 비타민C 결핍 때문이라는 것이 밝혀졌습니다. 이후 비타민C는 우리 온몸의 조직을 유지시켜주는 콜라겐 합성에 필수적이며, 항산화 효과를 비롯한 다양한 효능이 있다는 것이 연구를 통해 밝혀졌습니다.

노벨상 2관왕 수상자인 라이너스 폴링(Linus Pauling) 박사는 말년에 비타민C의 중요성에 대해 주장했습니다. 비타민C가 감기도 예방하고 암도 고치고 동맥경화도 예방한다는 것이었지요. 비타민C는 이처럼 다양한 효과를 갖추고 있는데요. 대표적인 효과를 7가지로 정리해봤습니다.

비타민C의 효과

① 만성질환 예방

② 혈압 안정

③ 심혈관계 질환 예방

④ 통풍 예방

⑤ 빈혈 예방

⑥ 면역력 강화

⑦ 치매 예방

❶ 만성질환 예방

만병의 뿌리 중 하나는 바로 산화 스트레스입니다. 활성산소와 같은 반응성 높은 물질이 온몸을 망가뜨리며, 이로 인해 다양한 질환이 발생하게 되지요. 비타민C는 광범위한 항산화제로 활성산소로부터 우리 몸을 보호합니다. 따라서 활성산소로 인해 발생하는 여러 질환을 예방할 수 있습니다.

❷ 혈압 안정

비타민C는 혈관 이완을 도와 혈압 안정에 도움이 됩니다. 성인을 대상으로 한 연구에서 비타민C 섭취 시 평균적으로 수축기 혈압 4.9mmHg, 이완기 혈압 1.7mmHg이 감소되었다고 합니다.

❸ 심혈관계 질환 예방

혈압이나 고지혈증 같은 심혈관계 질환은 지속적인 염증이나 산화적인 손상에 의해 악화됩니다. 비타민C는 훌륭한 항산화제로 심혈관계 질환을 일으키는 다양한 요소를 개선시킬 수 있겠지요. 이와 관련한 대규모 연구가 있었는데요. 10년간 약 29만 명을 대상으로 분석한 결과, 매일 700mg 이상의 비타민C를 섭취한 사람들은 심혈관계 질환 발병률이 25% 감소되었다고 합니다.

④ 통풍 예방

비타민C는 통풍을 예방하는 데도 효과가 있습니다. 혈중 요산농도를 떨어트리는 것으로 나타났습니다. 20년간 추적연구를 한 결과, 비타민C를 섭취하는 경우 통풍 발생률이 44%로 현저하게 떨어졌다고 합니다.

⑤ 빈혈 예방

철분을 섭취할 때는 오렌지주스나 비타민C와 함께 먹으면 좋습니다. 왜냐하면 철분은 이온화 단계를 거처 흡수가 되는데, 비타민C는 산성으로 철분의 이온화와 흡수를 돕기 때문입니다. 또한 적혈구를 생성할 때도 비타민C가 중요한 역할을 합니다. 비타민C를 100mg만 섭취해도 철분 흡수율이 50% 이상 증가한다고 하니 철분제를 드신다면 꼭 함께 먹는 것이 좋겠습니다.

⑥ 면역력 강화

비타민C는 림프구, 대식세포와 같은 면역세포 생성을 촉진시킵니다. 면역기능을 향상시킬 수 있는 것이죠. 활성산소와 같은 유해 물질로부터 우리 몸을 보호할 수 있고, 콜라겐 합성을 도와 피부장벽을 강화시켜 면역에 도움을 줍니다. 조직 회복력을 향상시키며 상처의 회복시간을 단축시키기도 합니다.

❼ 치매 예방

활성산소와 염증은 치매의 주요 원인입니다. 비타민C는 강력한 항산화제로 치매의 주요 인자인 활성산소를 제거해 기억력을 보존하고 치매 예방에 도움을 줍니다. 역으로 비타민C가 부족하다면 그만큼 치매에 걸리기 쉽겠지요. 치매 환자들을 조사해본 결과, 그들의 혈중 비타민C 농도가 낮았다고 합니다.

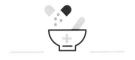

비타민D

비타민은 생체 기능에 꼭 필요하지만, 체내 합성이 불가능하거나 합성 양이 부족해 추가적으로 보충이 필요한 아민, vital(생체) + amine(아민)을 뜻합니다. 하지만 비타민D는 생체에서 충분한 양을 합성할 수 있고 면역, 심혈관계, 골대사 등 인체에서 매우 다양한 역할을 하기에 최근에는 호르몬으로 다시 분류하게 되었습니다.

과거 비타민D는 단순히 골다공증 예방 효과가 있는 정도로만 알려졌습니다. 하지만 2000년대 이후부터 비타민D에 대한 연구가 활발히 이루어지며 새로운 사실이 밝혀집니다. 우리 온몸에는 비타민D 수용체가 존재하며, 유전자 수준에서 각 조직의 기능을 조율한다는 것입니다. 혈압 조절과 혈당 조절에도 중요한 역할을 하고, 면역기능과 항암기능, 염증 조절에도 중요한 역할을 합니다. 정말 단순한 비타민이 아니라 호르몬으로 역할을 하는 것이죠.

여기서 호르몬에 대해서 간단히 설명을 드리겠습니다. 호르몬은 신체의 생리기능과 항상성 유지에 필수적인 역할을 하는 일종의 신호 전달 물질입니다. 여러 가지 호르몬 중 단 하나만 문제가 생겨도 모든 인체기능에 악영향을 미치게 됩니다. 쉬운 예로 스트레스 호르몬으로 알려진 코르티솔이 고갈되어 수치가 낮아지면 흔히 말하는 번아웃 증후군의 증상인 만성피로를 겪게 됩니다. 갑상선 기능 저하증으로 인해 갑상선 호르몬의 수치가 낮아지면 대사가 느려져 소아에게는 성장 발달장애를, 성인에게는 만성피로와 식욕부진, 체중 증가, 변비 등의 증상이 발생합니다. 비타민D 또한 호르몬이니 그만큼 인체에 많은 영향을 미칩니다. 이것을 거꾸로 말하면, 비타민D가 정상수치에 있어야 인체의 기능이 원활하게 작동하며, 결핍 시 여러 가지 문제가 나타나게 된다는 것이죠.

문제는 비타민D는 전 세계적으로 결핍되어 있고, 우리나라 또한 그렇다는 것입니다. 2014년에 실시된 국민건강영양조사에 따르면, 성인의 혈중 비타민D 농도를 측정한 결과, 기준치인 20ng/ml보다 낮은 사람은 72%였다고 합니다. 2021년 기준, 이상적인 비타민D 혈중농도를 40~70ng/ml로 보니 이 기준에 미달되는 사람은 90%가 넘는다고 봐야 하겠지요. 그 중요성에 비해 결핍된 사람이 상당히 많은 것입니다.

하버드와 같은 유수 대학과 여러 연구기관에서 이미 비타민D 결핍의 심각성과 비타민D 보충의 중요성에 대해 강조하고 있습니다. 하버드 보건대의 푸드 피라미드에서 권하는 단 2개의 영양제 중 하나가 비타민D이기도 하지요.

이런 식으로 비타민D에 관한 이야기를 이어가자면 책 한 권으로도 모자를 정도입니다. 그 정도로 중요하며 이야기할 거리가 많은 영양소이지만, 여기서는 비타민D의 효능을 3가지 범주로만 간단히 말씀드리겠습니다.

비타민D의 효과

① 다양한 질병 예방
② 면역력 강화
③ 뼈와 근육 강화

❶ 다양한 질병 예방

비타민D는 약 150가지의 질병과 연관이 있습니다. 3대 만성질환인 혈압, 당뇨, 고지혈증과도 관련이 깊고, 암, 비염, 천식, 알츠하이머, 골다공증, 비만 등 주요 질환과도 연관이 깊습니다. 비타민D만 잘 챙겨먹어도 수많은 질병을 예방할 수 있는 것이죠.

비타민D는 심혈관계 질환과 연관이 깊은데요. 우선 혈압을 잘 조절합니다. 미국 국립의료원과 영국 옥스포드 의대, 임페리얼 의대 합동 연구 결과, 비타민D 혈중농도가 10% 증가할 때마다 고혈압 발생 위험율이 8%씩 감소한다고 합니다.

당뇨에도 효과가 있는데요. 췌장의 베타세포를 자극해서 인슐린 분비를 돕고, 베타세포의 기능을 원활하게 해서 혈당 조절에 중요한 역할을 합니다. 연구에 따르면 비타민D의 혈중농도가 높아질수록 제2형 당뇨병의 발생 위험은 감소한다고 합니다.

비타민D는 PPAR이라는 것을 활성화시켜 지질대사를 조절하는데요. 좋은 콜레스테롤인 HDL은 증가시키고, 나쁜 콜레스테롤인 LDL은 감소시킵니다. 혈압과 당뇨, 고지혈증에 모두 좋으니 만성질환이 있는 분들은 비타민D를 필수적으로 챙겨 드셔야 합니다.

❷ 면역력 강화

비타민D는 인체의 자연 면역력을 강화시킬 수 있습니다. 비타민D가 대식세포에 작용하면 강력한 천연 항생물질인 카텔리시딘(cathelicidin)을 생성하는데요. 이 카텔리시딘은 종류와 상관없이 바이러스, 세균, 진균 등을 제거할 수 있습니다.

❸ 뼈와 근육 강화

비타민D 하면 역시 뼈 건강이죠! 비타민D는 오스테오칼신(osteocalcin)과 오스테오폰틴(osteopontin)이라는 것을 만들게 하는데요. 이들은 칼슘과 인의 농도를 조절하고 뼈의 골격 위치를 재구성합니다. 쉽게 말씀드리면 뼈를 튼튼하고 건강하게 만든다는 것입니다. 비타민D가 부족하면 뼈가 약해져 골다공증이 발생하기 쉽고. 골절이 일어나기도 쉽습니다.

여기서 끝이 아닙니다. 비타민D는 근력을 증가시키며 운동능력을 향상시키기도 합니다. 관련 연구에 따르면, 비타민D는 다양한 운동능력을 향상시킨다고 합니다. 점프력 향상, 속도 향상, 반응시간 단축, 근육 단백질 합성 증가, 근육 강도 증가, 지구력 증가, 근육 볼륨 증가 등 다양한 근력 강화 효과를 나타냅니다. 게다가 섬유근육통 등의 통증을 개선시키고 근피로를 개선시킬 수 있다고 하니 운동선수에게는 더욱 중요한 영양소라고 할 수 있습니다.

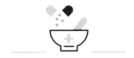

루테인 & 지아잔틴

효능, 효과

루테인은 카로티노이드에 속하는 천연 항산화제입니다. 루테인이라는 이름은 '노랑'이라는 뜻의 라틴어에서 나왔는데요. 이름 그대로 예쁜 노란색을 띱니다. 루테인과 같은 카로티노이드는 과일과 채소의 빨간색, 주황색, 노란색 등 다채로운 색상을 담당합니다. 이러한 천연 색소는 식물의 건강에도 중요한 역할을 하며, 이 식물을 먹는 사람에게도 건강상의 이점을 제공합니다.

카로티노이드는 보통 과일과 야채에 풍부하지만, 루테인과 지아잔틴은 우리 몸에도 존재하는데요. 바로 눈의 망막에서 발견됩니다. 시력에 필수적인 눈의 황반에 집중되어 있어 황반 색소로 알려져 있습니다. 이들은 강력한 항산화제입니다. 유해한 청색광이나 산화적 손상으로 부터 눈을 보호하고, 염증을 억제합니다. 눈부심을 예방하고 시력의 선명도를 향상시킬 수 있습니다. 이처럼 루테인과 지아잔틴은 눈에 좋은 대표 영양소입니다. 이 외에도 여러 가지 효과가 있지만 3가지로 정리하면 다음과 같습니다.

루테인, 지아잔틴의 효과

① 눈의 피로 개선
② 황반변성, 백내장 예방
③ 당뇨병성 망막병증 예방

❶ 눈의 피로 개선

침침한 눈, 피로한 눈, 눈부심 등을 개선시켜 줍니다. 무언가를 본다는 것 자체가 시신경에서 빛을 받아들여 뇌까지 신호전달을 처리하는 과정인데, 이 과정에서 자외선에 의한 스트레스가 발생할 수밖에 없습니다. 눈의 항산화 기능이 떨어지면 침침해지고 피로하며 눈이 부시게 되는데요. 이때 루테인과 지아잔틴을 복용하면 이 증상들이 개선됩니다.

❷ 황반변성, 백내장 예방

황반변성, 백내장을 예방합니다. 백내장은 수정체의 단백질이 변성되어 나타나는데, 활성산소의 공격으로 인해 발생될 수 있습니다. 황반변성은 드루젠이라는 물질 때문에 발생하게 되는데, 이 또한 활성산소와 같은 유해물질의 영향을 받습니다. 루테인은 활성산소와 같은 물질로부터 수정체와 신경세포를 보호해주니, 황반변성과 백내장을 예방할 수 있지요.

❸ 당뇨병성 망막병증 예방

당뇨병성 망막병증을 예방할 수 있습니다. 당뇨병으로 인한 신경병증의 원인 중 하나가 신경의 산화적 스트레스인데요. 루테인과 지아잔틴은 강력한 항산화제이기 때문에 이를 막아서 질병을 예방할 수 있습니다.

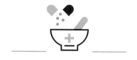

실리마린

효능, 효과

밀크씨슬은 전통적으로 간과 신장에 사용되어온 약초입니다. 밀크씨슬에는 여러 가지 활성 물질들이 있는데, 이들을 실리마린(Silymarin)이라고 부릅니다. 실리마린으로 불리는 활성물질은 항산화, 간세포 보호, 항바이러스, 항염증 등 다양한 효능을 가지고 있습니다. 간에 좋은 영양제로 많이 알려져 있지요. 국내에서는 일반의약품으로 널리 사용되고 있으며, 간질환이 있는 경우에는 건강보험이 적용되어 처방약으로도 사용되기도 합니다. 의사의 처방으로 나오는 만큼 작용 기전과 효능이 명확히 밝혀진 확실한 영양소입니다. 간기능 개선 대표 영양소, 실리마린의 5가지 효능에 대해 알아보겠습니다.

실리마린의 효과

① 간세포 보호
② 퇴행성 뇌질환 예방
③ 골다공증 예방
④ 여드름 개선
⑤ 혈당 안정

❶ 간세포 보호

실리마린은 대표적인 간 영양제입니다. 간기능을 개선시키고 간세포를 보호할 수 있습니다. 알콜성 지방간이나 비알콜성 지방간, 간염 등으로 인해 간이 손상된 분들에게 대체요법으로 사용되어 왔습니다. 실리마린이 작용하는 기전은 항산화 기능으로 간을 손상시키는 유해물질을 제거하고, 독소가 간세포에 결합하는 것을 방해해 간을 보호하는 것입니다.

❷ 퇴행성 뇌질환 예방

실리마린은 알츠하이머나 파킨슨병과 같은 신경질환 예방목적으로도 사용되어 왔습니다. 항염 항산화 효과로 뇌신경세포를 보호해 이러한 뇌 신경 기능의 퇴행을 막을 수 있습니다. 연구에서 뇌세포의 손상을 막고 알츠하이머의 원인물질을 줄여준다는 것이 확인되었습니다.

❸ 골다공증 예방

뼈 건강에도 좋습니다. 여러 실험과 연구에서 골다공증을 예방할 수 있는 것으로 나타났습니다. 특히 폐경 후 여성의 골감소증에 도움이 된다고 합니다.

④ 여드름 개선

산화 스트레스는 여러 질환의 원인이 되며 여드름의 원인이기도 합니다. 실리마린은 강력한 항산화 작용과 항염 작용으로 여드름을 억제할 수 있습니다. 한 연구에서 하루 210mg의 실리마린을 8주간 복용 시 여드름이 53% 감소했다고 합니다.

⑤ 혈당 안정

제2형 당뇨의 혈당관리에 도움이 됩니다. 실리마린은 인슐린 민감도를 향상시켜 혈당을 안정화시킵니다. 당뇨환자가 4개월간 실리마린 복용 시 당화혈색소와 공복혈당, 총콜레스테롤 중성지방 등의 다양한 수치가 개선됨이 확인되었습니다.

또한 메타연구 결과 실리마린은 혈당 조절 능력을 개선시키고, 합병증의 진행을 억제했다고 합니다. 이러한 당뇨병성 신장병증이나 망막병증 등의 합병증 예방 효과는 항염 항산화 효과에 기인하는 것으로 보입니다.

PART 03

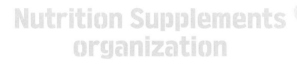
Nutrition Supplements organization

. . . .

마법의 영양제 조합

"좋은 영양관리는 삶의 모든 부분을 건강하게 만들어준다.
이 모든 것들이 서로 긴밀하게 연결되어 있기 때문이다."
Good nutrition creates health in all areas of our existence.
All parts are interconnected.

– T. 콜린 캠벨(T. Colin Campbell) –

다양한 영양소를 골고루 섭취할수록 우리 몸은 건강해집니다. 여러 가지 영양소가 함께 어우러져 인체가 여러 가지 기능을 할 수 있도록 만들어줍니다. 에너지를 만들어내기도 하고, 면역세포를 만들어내기도 하며, 신경이 잘 작동하도록 하고, 혈액이 잘 순환하도록 도와줍니다. 우리 몸의 모든 기관이 서로 긴밀하게 연결되어 있듯, 몸속의 여러 가지 영양소들 또한 서로 긴밀히 협력해 작용합니다.

우리의 건강을 위해 필요한 영양소는 매우 다양합니다. 꼭 복용하라고 말씀드리는 종합비타민만 해도 10~20가지 비타민과 미네랄이 들어 있습니다. 하지만 이것만으로는 부족합니다. 여러 가지 영양제를 적절히 조합해서 먹어야 부족한 부분을 채울 수 있고, 온전히 건강해질 수 있습니다. 하지만 세상에 존재하는 모든 영양제를 드실 순 없고 그래서도 안 됩니다. 목적에 맞는 적절한 영양제를 선별해 먹어야 합니다. 이번 파트에서는 목적에 따른 영양제 조합에 대해 이야기하려고 합니다. 다만 들어가기 전에 여러분들께서 걱정하시는 내용에 대해 먼저 다루겠습니다.

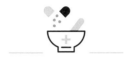

영양제,
어떻게 조성해야 할까?

몸에 좋다는 영양제가 참 많네?

비타민이랑 미네랄도 먹어야 하고, 오메가3도 먹어야 하고.

그런데 이렇게 많은 영양제를 동시에 같이 먹어도 괜찮을까?

앞에서 소개한 것 이상으로 몸에 좋은 영양제는 많습니다. 수많은 영양 보충제들이 나와 있으나 소비자 입장에서는 어떤 영양제를 먹어야할지, 그리고 어떻게 조성해서 먹어야 괜찮을지 알 수가 없습니다. 여러 영양제를 같이 먹어도 괜찮은지, 많이 먹어도 몸에 부담이 가지는 않는지, 오래 먹어서 내성이 생긴다거나 독성이 생기지는 않는지 걱정됩니다.

영양제를 먹는 이유는 '높은 수준의 건강상태를 유지하기 위해서'라고 이야기했습니다. 높은 수준의 건강상태라는 것은 신체에 활력이 넘치고, 만성질환이 없거나 발생 위험이 거의 없는 것이며, 면역력이 강해 전염성 질환에 걸리지 않는 상태를 뜻합니다. 그러기 위해서는 우리에게 필요한 여러 영양소를 잘 조성해서 먹어야 합니다.

여러 가지 영양제를 함께 복용하라고 말씀드리면, 그렇게 먹어도 정말 괜찮은지 되묻는 분들이 많습니다. 오랜 기간 복용하거나 한 번에 많이 먹으면 간이나 신장 같은 중요 장기에 부담이 가지 않을까, 독성이나 부작용이 있지 않을까 염려될 수밖에 없습니다. 혹시 모를 상호작용과 부작용은 여러 영양제를 섭취하기 전에 꼭 확인해야 할 부분입니다.

여러 영양제를 동시에 복용할 때의 부작용과 상호작용이 걱정되는 분들이 많이 있겠지만, 미리 안심하라는 말씀을 먼저 드립니다. 대부분의 영양제는 여러분이 생각하는 것보다 훨씬 더 안전합니다. 이에 관해 설명하겠습니다.

여러 영양제를 동시에 먹어도 괜찮은가?

여러분이 만약 매일 건강에 좋은 식단을 조성해 먹는다고 가정해보겠습니다. 매일 건강 식단을 조성해 먹는다고 한다면, 우리 몸은 시간이 갈수록 건강해지겠지요? 건강 식단으로 인해 부작용이나 독성이 나타날 일은 없습니다. 왜냐하면 건강 식단 속의 영양소는 그 자체로 우리 몸을 구성하는 필수 요소이며, 우리 몸에 유익한 역할을 하기 때문입니다. 건강 식단을 장기간 유지할수록 우리 몸은 건강해집니다. 대부분의 영양제는 우리가 음식을 통해 얻는 것들이며, 이들을 골고루 오래 먹을수록 우리는 더욱더 건강해집니다.

간이나 신장에 무리가 가진 않는가?

우리의 간과 신장에 부담을 주는 성분은 대부분 인체에 유해하다고 알려진 성분과 인체 외부의 성분들입니다. 외부 물질 중 독성이 있는 것은 간에서 해독해 소변이나 대변으로 내보내게 됩니다. 이것의 양이 과하게 되면 간에 부담이 가게 되는 것이고, 이러한 물질을 과량 섭취하게 되면 간세포가 망가지며 간의 효소가 혈액 속으로 유출되어 간수치가 오르게 됩니다. 외부물질이 혈관을 손상시키는 경우에는 가장 미세한 혈관부터 망가지게 됩니다. 눈의 망막 혈관이나 신장의 사구체가 가장 취약하지요. 그래서 혈관이 쉽게 손상되는 당뇨병의 합병증으로 망막병증이나 신장병증이 발생하는 것입니다. 하지만 여러 비타민과 미네랄, 오메가3와 같은 유익지방산은 우리 몸 안에 존재하며 신체기능에 필수적인 성분들입니다. 간과 신장에도 꼭 필요한 성분들이며, 이런 영양소들은 꾸준히 섭취할수록 건강에 유익합니다.

다시 한번 이야기하면, 이와 같은 영양소들은 웬만큼 먹어서는 부작용이 생기지 않으며 일반적으로 복용하는 양에서는 독성이 없습니다. 장기적으로 복용할수록 우리 몸에 유익합니다. 동시에 복용해도 전문약처럼 유해한 약물 상호작용이 일어나지 않습니다. 흡수율의 차이 정도만 날 뿐입니다.

이제부터 같이 먹어도 부작용이나 상호작용이 없고, 현대인의 건강에 필수적이며, 꾸준히 먹을수록 건강에 유익한 영양제 조합에 대해 소개하도록 하겠습니다. 가장 기본이 되는 것이 다음 3가지 조합입니다.

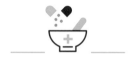

꼭 먹어야 합니다,
기본 3종 세트

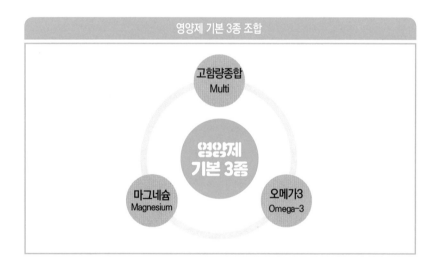

영양제 기본 3종 조합

고함량종합
Multi

영양제
기본 3종

마그네슘
Magnesium

오메가3
Omega-3

고함량 종합비타민, 마그네슘, 오메가3, 이 3가지는 영양제를 처음 먹는 분들이나, 종합비타민 하나만으로 부족함을 느끼는 분들에게 권하는 가장 기본적인 영양제 조합입니다. 이 3가지 제품의 영양소는 우리 인체의 구성요소이기에 복용으로 인한 부작용은 거의 없습니다. 반면 유익성이 상당하고 효능은 과학적으로 검증되었습니다. 음식으로 보충이 어렵기 때문에 대부분의 현대인에게 결핍되었으며 필요량은 커졌습니다. 꼭 먹어야 할 핵심 영양소를 단 3가지로 정리한 것이 바로 고함량 종합비타민, 마그네슘, 오메가3입니다. 이렇게 3가지만 먹어도 상당히 다양한 효과를 느낄 수 있습니다.

가장 빠르게 체감할 효과는 피로회복 효과입니다. 만성피로가 점차 개선됩니다. 눈도 건강해지며 피부도 좋아집니다. 혈압과 당뇨, 고혈압을 예방하고 개선시킬 수 있습니다. 면역력이 좋아집니다. 암을 예방하는 효과도 있습니다. 만성염증을 잡아낼 수 있습니다. 혈관이 건강해집니다. 간과 신장이 튼튼해집니다. 근육통, 신경통이 개선됩니다. 구내염을 빠르게 호전시키며 예방할 수 있습니다. 숙면에도 도움이 됩니다. 이 외에도 수많은 효과를 볼 수 있습니다. 최소한의 섭취로 최대한의 효과를 볼 수 있는 영양제 조합이지요.

3가지 영양제들이 우리 몸에 어떻게 좋은지에 대해서는 앞에서도 한 번 언급했습니다만, 간단히 정리해 다시 한번 이야기하겠습니다.

고함량 종합비타민

고함량 종합비타민의 필요성에 대해서는 Part 02에서 충분히 말씀드렸지요. 높은 수준의 건강상태를 위해 충분한 영양이 필요한데, 현대인의 식단에는 이것이 많이 결핍되어 있죠. 또한 육체노동 사회에서 지식노동 사회로 전환되었고, 정신적 스트레스가 강해진 만큼 비타민과 미네랄의 요구량이 늘어나게 되었습니다.

스트레스로 인해 소모량이 가장 많이 늘어나는 것이 비타민B군이며, B군이 고갈됨으로 인해 만성적인 피로감, 구내염, 신경통 등이 발생합니다. 권장섭취량 기준으로는 턱없이 부족하며, 최적섭취량 기준으로 만들어진 종합비타민을 먹어야 합니다.

마그네슘

마그네슘도 매우 중요한 미네랄입니다. 인체의 세포 내에서 2번째로 풍부한 미네랄이기에 그만큼 많이 섭취해야 합니다만, 그러지 못해 현대인 대부분에게 결핍된 미네랄입니다. 우리 몸에서 300가지 이상의 대사반응에 필수적으로 작용합니다. 에너지 생성, 효소 활성, 심혈관계의 기능, 뼈의 건강 등 상당히 다양한 곳에 관여를 합니다. 만약 마그네슘이 결핍되면 편두통, 생리통, 알츠하이머, 뇌졸중, 근육 경련, 눈 떨림, 신경증, 심혈관계 질환, 제2형 당뇨병 등 다양한 질환이 발생하고 악화될 수 있습니다. 음식으로 충분히 보급되기 어려운 영양소 중 하나이며, 종합비타민에 든 정도로는 부족하기 때문에 추가로 보충이 필요한 영양소입니다.

오메가3

오메가3 또한 현대인의 식단에서 매우 결핍된 영양소입니다. 우리 몸 전체에 고루 분포되어 있는 인체의 필수 구성요소이며, 그 비율이 줄어듦으로 인해 다양한 질환이 발생합니다. 거꾸로 생각하면 오메가3를 복용함으로써 다양한 질환을 예방하고 개선할 수 있다는 뜻이 됩니다.

오메가3의 효능을 4가지로 정리해보면 다음과 같습니다. 첫째, 항염 효과입니다. 염증성 물질(사이토카인, cytokine)을 억제해 염증수치를 낮추고, 염증으로 인해 발생될 수 있는 다양한 질환을 예방할 수 있습니다. 둘째, 심혈관계 건강 개선 효과입니다. 혈압과 고지혈증을 비롯한 다양한 심혈관계 질환을 예방할 수 있으며, 국내에서는 중성지방 수치를 낮추기 위해 전문의의 처방이 나오기도 합니다. 셋째, 면역기능 개선 효과입니다. 면역기능을 개선시켜 자가면역질환에 도움이 되기도 하고, 암의 발생률을 낮추기도 합니다. 넷째, 신경계 개선 효과입니다. 인지력, 기억력 향상 효과가 있으며, 뇌유래 신경영양인자인 BDNF 향상이라는 메커니즘이 밝혀졌습니다. 또한 우울증, 불안증 등과 연관되어 있음이 밝혀졌습니다.

이 외에도 여러 가지 유익한 영양소들이 많습니다만, 이 3가지 제품이 가장 핵심이 됩니다. 영양제를 처음 조성하는 분들은 이 3가지 조성을 기본으로 시작하면 되겠습니다.

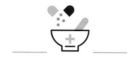

눈의 노화를 관리하라
- 눈에 좋은 영양제

눈에 필요한 영양소는 생각보다 다양합니다. 비타민 A, C, E 그리고 구리, 아연, 셀레늄과 같은 미네랄, 베타카로틴, 루테인, 지아잔틴, 오메가3 등이 있죠. 어떠한 영양소가 눈의 건강에 도움이 되고 안질환을 예방할 수 있을까요? 이에 대한 여러 가지 연구들이 있습니다만, 가장 신뢰도 높은 대규모 연구 결과가 있습니다. 바로 아레즈 (AREDS) 연구입니다(The Age-Related Eye Disease Study 2 (AREDS2): Study Design and Baseline Characteristics (AREDS2 Report Number 1)).

아레즈 연구는 2회에 걸쳐 진행이 되었습니다. 이들 연구에 따르면 고용량의 비타민과 미네랄, 천연 항산화제의 섭취는 노인성 황반변성과 백내장을 예방할 수 있다고 합니다. 이 연구 결과를 바탕으로 나온 눈 영양제 조성이 바로 아레즈 포뮬레이션입니다.

아레즈 포뮬레이션	
아레즈 포뮬라(AREDS formulation)	아레즈2 포뮬라(AREDS2 formulation)
비타민C 500mg 비타민E 400IU 베타카로틴 15mg 아연 80mg 구리 2mg	비타민C 500mg 비타민E 400IU 루테인 10mg 지아잔틴 2mg 베타카로틴 15mg 아연 25mg 구리 2mg 오메가3 1000mg

아레즈1과 아레즈2가 있는데요. 아레즈2의 조성이 일반적으로 권장됩니다. 아레즈2 포뮬레이션에 따르면 루테인, 지아잔틴, 구리, 아연, 오메가3, 비타민C와 비타민E가 필요합니다. 그런데 기본적으로 복용하라고 말씀드리는 영양제 3종 세트에 비타민B군과 C, E, 그리고 오메가3까지 들어 있지요. 따라서 추가로 필요한 영양소는 루테인, 지아잔틴과 같은 눈에 유익한 항산화제입니다.

눈에 유익한 항산화제는 크게 2가지, 카로테노이드와 플라보노이드로 나눌 수 있습니다. 카로테노이드에 속하는 영양소가 많이들 알고 있는 루테인, 지아잔틴, 아스타잔틴이고요. 플라보노이드에 속하는 영양소가 빌베리 추출물의 유효 성분인 안토시아닌입니다.

카로테노이드(Carotenoids) : 루테인, 지아잔틴, 아스타잔틴
플라보노이드(Flavonoids) : 안토시아닌, 피코시아닌

기본 3종 세트에 앞의 천연 항산화제를 추가해서 먹으면 아레즈2 조성 이상의 효과를 볼 수 있는 거죠. 조성을 다시 정리해보면 다음과 같

습니다.

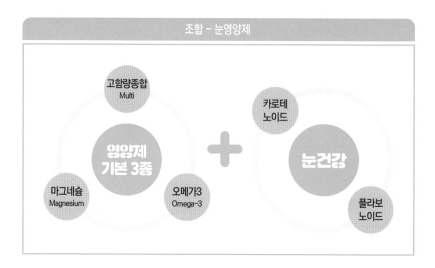

이렇게 조합해 먹으면 눈의 피로도 개선되고, 시력이 보호됩니다. 녹내장이나 황반변성을 예방할 수 있고, 눈의 노화도 억제할 수 있습니다. 눈의 점막층이 강화되니 안구건조도 호전되고, 각막염이나 결막염, 다래끼 같은 안질환도 잘 걸리지 않게 됩니다.

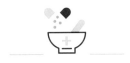

자고 일어나도 피곤하다면?
– 피로회복에 좋은 영양제

현대사회는 눈부시게 빠른 속도로 발전하고 있어 그것을 따라잡기 위해 끊임없이 보고 듣고 배워서 일을 해야 합니다. 원시시대에는 사자나 호랑이와 같은 맹수들이 가장 큰 스트레스 요인이었습니다. 하지만 현대인의 스트레스는 회사에서 완수해야 할 업무, 상대해야 하는 거래처, 민원인 등 대부분 일과 관련된 것에서 옵니다.

원시시대에 사자나 호랑이와 같은 맹수를 만날 경우 죽어라 도망쳐야 생존할 수 있습니다. 도망치는 순간에는 크게 스트레스를 받았지만, 맹수의 시야에서 벗어나게 되면 그 이후로는 쭉 휴식을 취할 수 있었지요.

하지만 현대인은 회사의 업무에서 도망칠 수 없습니다. 일은 주 5일 동안 매일 해야 하고, 강도 높은 업무가 하루 종일 스트레스를 줍니다. 매일 스트레스를 받다 보면 몸이 점차 망가지게 됩니다. 회복력이 떨어지게 되고, 점차 몸이 무겁고 늘어집니다. 스트레스에 대응해 호르몬으로 이를 관리하는 기관이 있는데, 바로 부신이라는 기관입니다. 극심한 스트레스에 매일 시달리다 보면 부신도 지칩니다. 부신이 지쳐 쓰러

져버리면 스트레스에도 제대로 반응하지 못하고 몸의 기력이 사라집니다. 만성적으로 피곤한 상태가 됩니다. 이런 상태를 우리는 만성피로증후군, 부신피로증후군 또는 번아웃이라고 부릅니다.

약국에 있으면 "피로회복에 뭐가 좋아요?"라는 문의를 정말 자주 받습니다. 사무직이든, 서비스직이든 일을 하는 분이라면 정도의 차이가 있을 뿐 항상 피로를 달고 살기 때문이죠.

육체피로, 정신피로, 눈의 피로, 만성피로, 모두 회복되며, 부신기능을 회복시켜 인체의 호르몬 균형을 잡아주고, 에너지 레벨을 향상시켜 활기차고 밝은 하루를 만들어주는 피로회복을 위한 핵심 영양제 조성을 말씀드리겠습니다.

기본 3종 : 고함량 비타민, 마그네슘, 오메가3
부신강화 3종 : 아답토젠, 코큐텐, 비타민C

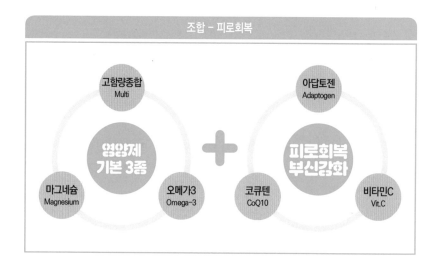

고함량 B군, 마그네슘, 오메가3는 기본 3종 세트입니다. 부신강화를 위해 추가해야 할 3가지 아답토젠, 코큐텐(코엔자임큐텐), 비타민C에 대해 말씀드리겠습니다.

① 아답토젠(Adaptogen)

아답토젠이란 신체기능을 정상화하고 안정시키며 스트레스에 대한 저항력을 강화시켜주는 생약(한약, 약초 등)을 뜻하는데요. 쉽게 설명하면 홍삼 같은 자양강장제입니다. 이 아답토젠은 부신기능을 개선해 피로를 회복시키고 스트레스를 잘 이겨낼 수 있도록 도와줍니다.

세계적으로 아답토젠으로 분류되는 약초는 상당히 많습니다. 우리나라에서는 인삼, 홍삼, 가시오가피 등을 주로 사용하고, 해외에서는 마카, 홍경천, 홀리바질, 아슈와간다를 많이 사용합니다. 종류가 다양합니다만 이 중 홍삼 하나만 먹어도 효과가 좋습니다. 한국의 홍삼은 세계적으로 인기가 많은데, 그만큼 유효성분의 함량이 높으며 효능이 좋기 때문입니다.

② 코엔자임큐텐, 코큐텐(CoQ10)

코큐텐은 에너지 생성 과정에 중요한 역할을 합니다. 에너지가 부족한 만성피로에 핵심적인 영양소이지요. 또한 혈압을 안정시키며 심기능을 강화시켜 심부전을 개선시키는 효과도 있습니다.

③ 비타민C(Ascorbic acid)

비타민C는 조직재생과 항산화, 부신기능 개선 효과가 있습니다. 부신기능의 저하로 인해 발생하는 만성피로 회복에 중요한 영양소입니다.

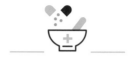

더 늦기 전에 탈모 관리
- 탈모에 좋은 영양제

탈모에는 여러 종류가 있습니다. 제가 제시하는 탈모 영양제 조합은 스트레스성, 확산성 탈모(원형 탈모)에 특이적으로 작용합니다. 남성 호르몬성 탈모(M자형 탈모)의 경우에는 DHT 저해제(Finasteride, Dutasteride)를 처방 받아 먹는 것이 기본입니다. 여기에 추가로 모발의 혈류 개선을 위해 미녹시딜 외용제를 쓰면서 탈모 영양 솔루션을 병행하는 것이 좋습니다. 탈모 영양제 기본 솔루션은 다음 3가지입니다.

탈모 영양제 조합

비타민 B군 : 모낭 에너지 공급

비오틴 + 엘시스테인 + 효모 : 모발 원료 공급

오메가3 : 혈액순환 개선과 염증 완화

여기에서 비타민B군과 오메가3는 핵심 영양제 조성, 기본 3종 세트에 포함되어 있습니다. 그러니 기본 3종 세트를 먹는 경우에는 다음처럼 모발의 원료가 되는 영양소만 보충해주시면 되는 것이죠. 그림으로 나타내면 다음과 같습니다.

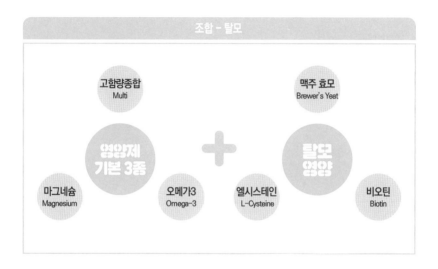

기본 3종 세트에 비타민B군, 오메가3가 포함되어 있으니 탈모 영양 3종으로 맥주 효모, 엘시스테인, 비오틴, 이렇게만 추가로 먹으면 탈모 영양제 조합이 완성됩니다. 모발의 원료가 되는 영양제 3가지에 대해 설명하겠습니다.

① 맥주 효모(Brewer's Yeast)

맥주 효모에는 다양한 아미노산과 비타민, 미량 미네랄이 풍부하게 들어 있습니다. 맥주 효모 하나만 먹어도 탈모에 효과를 볼 수 있을 정도입니다. 그만큼 탈모 영양에서 중요한 역할을 하니 맥주 효모 하나만큼은 꼭 챙겨 먹길 바랍니다.

② L-시스테인(L-Cysteine)

L-시스테인은 국내에서 일반의약품으로 분류되죠. 의약품으로 분류되다 보니 해외처럼 대중화되지는 않은 영양소입니다. 피부미용, 피부미백, 탈모, 손발톱 강화 등의 목적으로 쓰입니다.

③ 비오틴(Biotin)

비오틴 또한 모발 생장에 중요한 역할을 합니다. 복용 시 모발이 굵어진다는 후기를 자주 볼 수 있죠. 헤어팩이나 샴푸 같은 제품보다는 먹어서 섭취하는 제품을 선택하는 게 좋습니다. 비오틴이 결핍된 분은 특히 효과가 좋습니다.

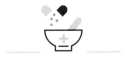

내 몸의 면역력을 높여라
– 면역에 좋은 영양제

면역에 좋다는 영양제는 정말 많습니다. 도대체 왜 그런 걸까요? 면역기능은 단순히 몇 가지의 요소로 작동하는 게 아니라 우리 몸의 전반적인 건강상태에 의해 좌우됩니다. 수면, 수분섭취, 비타민, 미네랄, 운동 등 다양한 요소가 빠짐없이 갖춰진 상태라야 이상적인 건강상태를 유지할 수 있습니다. 따라서 특정한 영양소 하나를 먹어서 건강이 좋아지고, 면역이 좋아진다기보다는 뭐가 하나라도 부족하면 건강이나 면역에 문제가 생긴다고 보시는 게 더 정확합니다.

그렇다 보니 영양과 면역 관련해서는 일종의 말장난이 생기게 되는데, '영양제 → 우리 몸에 좋다 → 건강이 나아진다 → 면역력이 좋아진다'가 됩니다. 대부분이 영양제는 우리 몸에 좋으니 결국 대부분의 영양제가 면역에도 좋다고 할 수가 있겠지요. 그래서 대부분의 영양제 라벨에 '면역력에 도움이 되는'이라는 식상한 문구가 붙어 있는 겁니다. 그럼에도 면역에 중요한 역할을 하는 핵심적인 영양소는 분명히 있습니다. 결론부터 말씀드리면 다음과 같습니다.

면역에 좋은 영양소

종합비타민, 비타민D, 유산균
베타글루칸, 프로폴리스

면역기능은 비타민과 미네랄이 바탕이 되어야 잘 작동합니다. 무늬만 종합비타민인 제품을 먹으면 효과가 거의 없습니다. 양질의 종합비타민을 먹는 것이 중요합니다. 여기에 오메가3, 마그네슘 이렇게 3종 세트를 기본으로 먹어야 합니다.

종합비타민이 중요합니다. 앞서 고르는 법에서 말씀드렸듯 비타민B군이 고함량으로 들어 있어야 하고, 비타민C와 D도 함량이 충분해야 합니다. 아연, 셀레늄 함량도 좋아야 합니다. 여기에 면역기능을 직접적으로 강화시키는 3가지 제품인 프로폴리스, 베타글루칸, 유산균을 추가해서 먹으면 됩니다. 면역력 강화 영양제 조합을 정리하면 다음과 같습니다.

면역 영양제 조합

기본 3종 : 고함량 비타민, 마그네슘, 오메가3
면역 강화 3종 : 프로폴리스, 베타글루칸, 유산균

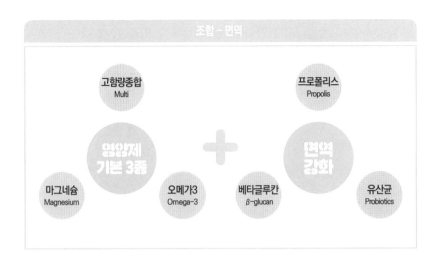

조합 – 면역

고함량종합
Multi

프로폴리스
Propolis

영양제
기본 3종

+

면역
강화

마그네슘
Magnesium

오메가3
Omega-3

베타글루칸
β-glucan

유산균
Probiotics

기본 3종 영양제는 우리 전신기능을 향상시키니 면역세포의 생성과 활성에도 영향을 미칩니다. 이러한 영양소가 바탕이 된 후에 면역 강화 3가지 제품을 추가해서 먹으면 됩니다. 면역력 강화의 영양소 3가지에 대해 간략히 설명하겠습니다.

❶ 프로폴리스(Propolis)

프로폴리스는 벌들이 자신의 생존 및 외부의 침입을 방어하기 위해 다양한 식물군에서 채취한 수지(resin)상 물질에 자신의 타액과 효소를 혼합해 생성된 물질입니다. 이 물질은 벌집의 청결한 위생상태를 유지할 수 있게 항균, 항바이러스, 항진균, 항염 효과 등 다양한 생리활성을 나타내는데요. 일종의 만능 천연 항생제라고 할 수 있습니다.

❷ 베타글루칸(β-glucan)

베타글루칸은 버섯과 같은 음식에 풍부한 천연 다당체입니다. 주요 면역세포인 T세포, NK세포, 대식세포 등을 활성화시켜 전신 면역기능을 향상시킬 수 있습니다. 면역력 향상 효과가 있을 뿐만 아니라 면역력을 조절하는 기능도 개선할 수 있습니다. 그래서 자가면역질환인 아토피, 비염, 천식 등을 개선시키는 데도 도움이 됩니다.

③ 유산균(Probiotics)

유산균은 장점막 연관 림프조직을 활성화시켜 면역 강화에 핵심적인 역할을 합니다. 장내의 병원균으로부터 우리 몸을 보호하고요. 전신 면역기능의 활성을 높여 다양한 항체 생산성을 증가시켜줍니다. 유기산, 단쇄지방산, 천연 항생물질을 분비해 유해균을 억제하고 장내의 환경을 개선시킬 수 있습니다.

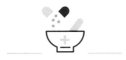

피를 맑게, 혈관을 튼튼하게 – 혈액순환에 좋은 영양제

- 몸이 잘 붓는다, 멍이 잘 생긴다, 손발이 저리고 차갑다, 다리에 쥐가 자주 난다.
- 소화가 잘 안 된다, 어깨가 결린다, 근육이 뭉치고 아프다, 찌릿찌릿한 통증이 자주 생긴다.
- 자주 피곤하고 어지럽다, 눈 밑이 떨린다, 발뒤꿈치에 각질이 많아진다, 한쪽 머리가 자주 아프다.

위의 모든 증상은 혈액순환이 잘 안 될 때 생기는 증상들입니다. 누구나 하나씩은 가지고 있을 법한 증상들이죠. 특히 눈 밑 떨림은 정말 흔하게 발생합니다. 어깨 결리고 뭉치는 것도 그렇고요. 두통도 많은 분들이 겪고 있지요. 아침에 얼굴이 붓고 저녁에 다리가 붓는 림프순환 장애도 꽤 흔하게 생기는 증상입니다.

도대체 혈액순환은 왜 안 되는 걸까요?

혈액순환장애는 여러 가지 원인에 의해 발생합니다. 크게 3가지로 분류할 수 있습니다.

➊ 혈관 유연성 문제 – 혈관이 딱딱해져요

혈액 속에는 적혈구와 백혈구를 비롯한 여러 세포와 물질들이 둥둥 떠다닙니다. 그래서 혈관이 유연하지 않으면 이러한 세포나 물질들이 잘 지나다니지 못하게 됩니다. 만약 혈관이 딱딱해지면 혈액순환에 문제가 생길 수 있습니다.

➋ 혈액 점도, 혈관 막힘 문제 – 혈액이 끈적끈적해지고 혈전이 혈관을 막아요

하수구에 머리카락이 많이 엉켜 있으면 물이 잘 내려가지 않죠. 혈관 속에 하수구의 머리카락처럼 뭉친 덩어리, 혈전이 발생하면 혈관이 막혀 순환이 잘되지 않습니다. 그리고 점도가 높아 끈적끈적한 꿀과 같은 액체를 소스통에서 짜낼 때도 힘이 많이 들죠. 혈액이 끈적끈적해질수록 혈액을 순환시키는 데 힘이 듭니다.

➌ 림프순환 장애 문제 – 얼굴도 붓고 다리도 탱탱 부어요

우리 몸에는 혈관과 함께 순환을 담당하는 또 다른 통로가 있는데요. 이것을 림프관이라고 합니다. 온몸의 순환을 위해 혈액의 순환도 중요하지만, 림프액의 순환도 중요합니다. 만약 림프액이 잘 순환하지 못하면 몸 곳곳에 체액이 쌓이게 되는데요. 그렇게 되면 우리 몸이 붓습니다. 림프순환이 잘 안 되는 분들은 자고 나면 얼굴이 잘 붓고, 오래 서 있다 보면 다리가 쉽게 붓습니다.

혈관의 유연성과 점도, 림프순환 장애 등 혈액순환 장애의 모든 원인을 개선시킬 수 있는 영양제가 있다면 참 좋겠죠? 혈액순환 영양제 조합을 소개합니다.

혈액순환 조합

기본 3종 : 고함량 비타민, 마그네슘, 오메가3
혈액순환 3종 : 은행잎 추출물, 나토키나제, OPC(피크노제놀)

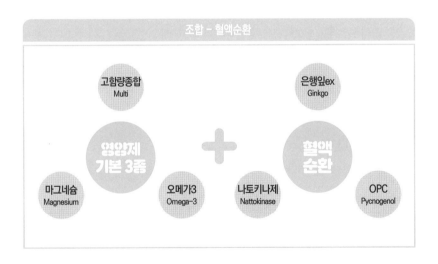

기본 3종에 이미 혈액순환과 신경 근육통에 중요한 영양소가 대부분 들어 있습니다. 고함량 비타민B군이 신경통 근육통을 개선시킬 수 있고요. 마그네슘과 오메가3가 눈 밑 떨림, 손발 저림, 다리 경련, 근육 뭉침, 두통, 고혈압, 부정맥 동맥경화, 고혈압, 고지혈증, 심혈관계질환 등을 예방하고 개선할 수 있습니다. 기본 3종만으로도 상당히 효과를 볼 수 있습니다. 하지만 혈액순환이 너무 안 되는 분들은 혈관과 림프관을 더 튼튼하게 하고 혈전도 잡아야 하죠. 기본 3종에 다음 3가지를 추가해서 먹으면 됩니다.

① 은행잎 추출물(Ginkgo biloba)

은행잎 추출물에는 강력한 항산화제인 '플라보노이드'와 '테르페노이드'라는 물질이 함유되어 있습니다. 이들은 항산화 효과도 가지고 있지만, 혈전이 생기는 것을 방지해 혈관이 막히는 것을 예방할 수 있습니다. 또한, 혈관을 확장시키는 산화질소라는 물질의 생성을 증가시키는데요. 혈액이 잘 닿지 않는 손끝과 발끝까지 혈액을 잘 이동시킬 수 있게 도와줍니다. 은행잎 추출물의 효능이 매우 뛰어나고, 작용기전이 검증되었기에 국내에서는 의약품으로도 분류가 되어 있고요. 병원에서 순환장애 개선 목적으로 처방을 내기도 합니다.

② 나토키나제(Nattokinase)

세계 일등 장수국가로 알려진 일본의 특산품이 있습니다. 바로 낫토입니다. 건강에 좋기로 유명하지요. 낫토의 다양한 효능에는 '나토키나제'라는 효소가 큰 역할을 합니다. 혈관을 막고 있는 혈전 덩어리를 직접 분해할 수 있어 혈전으로 막힌 혈관을 시원하게 뚫어줍니다. 특히 혈관이 작고 좁아서 잘 막히는 곳의 순환을 잘 개선시킵니다.

③ OPC, 피크노제놀(Pycnogenol)

순환이 안 되는 질환 중에서 정맥류, 부종, 치질과 같은 증상들은 림 프액의 순환이 안 되어서 발생합니다. 림프순환이 잘 안 되면 아침에 일어날 때 얼굴이 잘 붓게 되고요. 가만히 서 있다 보면 다리가 쉽게 붓 습니다. OPC, 피크노제놀로 알려진 영양소는 림프순환을 도와 정맥류, 부종, 치질과 같은 질환을 개선할 수 있습니다.

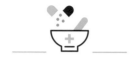

만성질환의 원인, 만성염증 예방 - 만성염증에 좋은 영양제

만성염증은 수많은 병의 원인입니다. 혈압, 동맥경화, 뇌졸중, 비만, 당뇨는 물론, 자가면역질환, 면역력 약화, 알츠하이머, 과민성 대장증후군, 그리고 암까지 유발하게 만드는 질병의 핵심 원인입니다. 만성염증을 일으키는 원인에는 여러 가지가 있습니다. 크게 6가지 원인이 있는데요. 다음과 같습니다.

만성염증의 원인

① 나쁜 지방의 축적

② 장 누수(새는 장 증후군)

③ 인슐린 저항성

④ 독소의 축적

⑤ 만성 스트레스

⑥ 영양의 결핍

현대인의 대부분은 앞의 원인 중 최소한 하나 이상을 가지고 있죠. 그리고 각각의 원인은 서로 깊이 연관되어 있습니다. 왜 그런지 쉽게 설명하겠습니다. 자본주의 사회에서 먹고살기 위해서는 돈을 벌어야 합니다. 돈을 벌기 위해서 대부분의 현대인은 직장에서 일을 합니다. 학생들은 좋은 직장을 얻기 위해 공부를 하지요. 우리나라 수험생의 학습량은 많기로 정평이 나 있습니다. 한국 직장인의 근무시간은 긴 것으로 유명하고, 업무 강도도 만만치 않습니다. 일과 공부 모두 몸과 마음에 지속적인 스트레스를 가합니다. 그러니 만성 스트레스는 대부분이 가지고 있다고 봐야 하겠지요.

일도 해야 하고 공부도 열심히 해야 합니다. 업무와 학업에 치이다 보면 식사할 시간도 부족합니다. 그래서 간편하게 먹을 수 있는 빵이나 인스턴트 음식을 찾게 되지요. 하루 종일 열심히 일하고 공부를 하면 자기 전에 상당히 허기가 집니다. 그렇다 보니 야식으로 배달음식을 많이 시켜 먹습니다. 이렇게 빵과 인스턴트 음식을 많이 먹으니 나쁜 지방이 몸에 쌓입니다. 인스턴트 음식으로 인해 혈당 수치가 하늘과 땅을 왔다 갔다 하면서 조절 능력을 상실하게 되고요. 특히 혈당 조절에 중요한 인슐린이 잘 작동하지 않게 되는, 인슐린 저항성이라는 것이 문제입니다. 인슐린 저항성 때문에 당뇨병 전 단계나 당뇨병까지 가게 되는 경우가 많습니다. 또한, 편향된 식단으로 인해서 칼로리는 과도하게 섭취하게 되나 건강에 중요한 비타민과 미네랄이 오히려 결핍됩니다. 탄수화물과 지방만 풍부하고 비타민과 미네랄, 그리고 섬유질은 부족한, 일종의 풍요 속의 빈곤 상태가 됩니다.

그뿐만이 아닙니다, 우리는 환경호르몬과 독소에 너무 많이 노출되어 있습니다. 한 손에는 플라스틱으로 만든 텀블러를 들고, 다른 한 손에는 합성 인조가죽 휴대폰 케이스를 들고 있습니다. 환경호르몬이 잔뜩 들어 있는 카드영수증도 자주 만집니다. 중국에서 날아온 황사와 미세먼지가 가득한 오염된 공기 속에서 살아야 합니다. 항생제와 성장촉진제가 들어간 고기를 먹고 살아갑니다. 화학물질이 나오는 건축물 속에서 살아갑니다.

이처럼 현대인은 여러 가지 이유로 인해 만성염증이 생기기 쉬운 환경에 놓여 있습니다. 그렇기 때문에 만성염증을 예방하기 위한 건강한 식생활습관을 갖추고 염증을 조절할 수 있는 영양소를 다양하게 섭취해야 합니다. 제가 권하는 만성염증에 좋은 영양소 조합은 다음과 같습니다.

만성염증 조합

기본 3종 : 고함량 비타민, 마그네슘, 오메가3
항염증 영양제 3종 : 천연 항산화제, 천연 해독제, 유산균

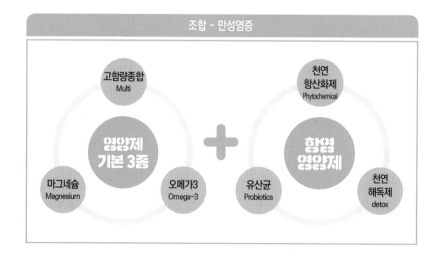

❶ 고함량 비타민B군과 미네랄을 함유한 종합비타민

만성염증의 원인물질 중 하나는 호모시스테인이라는 물질입니다. 이 호모시스테인이라는 독성 물질은 비타민B6, 9, 12의 도움을 받아 메티오닌과 시스테인으로 변환됩니다. 비타민B군이 부족해져서 호모시스테인이 많아지면 만성 염증과 골다공증, 치매와 당뇨와 같은 질환들이 쉽게 발생할 수 있습니다. 따라서 비타민B군이 많이 든 종합비타민을 먹어야 호모시스테인 수치를 개선시켜 만성염증을 예방할 수 있습니다.

미네랄도 중요한데요. 이 중에서 구리, 아연, 셀레늄, 망간이 중요합니다. 이들은 '항산화 미네랄'이라고도 불립니다. 바로 항산화 기능을 하는 효소, SOD를 구성하기 때문입니다. 이 미네랄이 결핍되면 항산화 능력이 저하됩니다. 따라서 만성염증을 이겨내는 항산화 기능을 활성화시키기 위해 이러한 미네랄도 충분히 보충해줘야 합니다.

❷ 마그네슘(Magnesium)

마그네슘이 결핍되면 미네랄 평형이 무너지면서 염증 반응이 활성화됩니다. 마그네슘이 염증을 억제하는 것이 아니라 마그네슘이 부족하면 염증이 발생되기 쉬운 환경이 만들어지는 것이지요. 따라서 만성염증이 일어나지 않게 하기 위해서 기본적으로 꼭 챙겨 먹어야 합니다.

❸ 오메가3(Omega-3)

오메가3도 먹어야 합니다. 염증의 발생에는 오메가3와 오메가6 비율이 중요한데요. 오메가3의 비율을 늘려야 염증이 잘 조절됩니다. 이해를 돕기 위해 단순화시키면 다음과 같습니다.

오메가3, 오메가6

- 오메가3 : 몸에 좋은 지방산, 항염증 효과
- 오메가6 : 많으면 몸에 나쁜 지방산, 염증 유발 효과

오메가3는 염증을 억제, 조절하고, 오메가6는 염증을 유발하는 물질을 만들어냅니다. 오메가3의 비율이 올라갈수록 염증이 잘 조절되고, 오메가6의 비율이 올라갈수록 염증이 잘 유발됩니다. 따라서 오메가3를 충분히 공급해야 만성염증을 예방할 수 있습니다.

이렇게 기본 3종 세트가 만성염증 개선에 어떻게 도움이 되는지 설명했습니다. 여기에 항염 효과를 가진 영양제 3가지를 추가해서 먹으면 됩니다.

④ 유산균, 프로바이오틱스(Probiotics)

우리의 장에는 외부 독소로부터 우리 몸을 보호하는 방벽인 장관벽이 있습니다. 장관벽에 구멍이 뚫리면 유독성 노폐물과 같은 독소가 혈액 속으로 유입됩니다. 이 독소들이 간, 혈관, 피부를 망가뜨리고 만성염증을 일으키지요. 유산균, 프로바이오틱스를 먹으면 장관벽이 탄탄해져 만성염증의 원인이 되는 유해물질과 독소가 몸으로 들어오는 것을 막을 수 있습니다.

⑤ 천연 해독제, 클로로필(Chlorophyll)

엽록소, 클로로필은 식물이 에너지를 만들어내기 위해 필요한 엽록체에서 발견되는 녹색 색소로 나뭇잎, 야채 채소 등 식물의 잎에 풍부하게 존재합니다. 특히 새싹보리, 밀새싹, 케일 등에 풍부합니다. 이들

약과 영양제, 한 권으로 끝내기
지금 당장 건강에 투자하라!

은 만성염증의 원인이 되는 유해 화학물질, 중금속 등 각종 독소를 잡아 없애주는 해독작용을 합니다.

⑥ 천연 항산화제, 파이토케미컬(Phytochemicals)

우리가 흔하게 접하는 채소, 과일 등에는 천연의 항산화제가 풍부하게 들어 있습니다. 천연 항산화제와 같은 식물성 물질들을 식물(phyto-) 화합물(chemical), 즉 파이토케미컬(phytochemical) 이라고 합니다. 이 중 항산화 활성이 풍부한 -OH기를 여러 개 가진 페놀류 물질을 여러 개의(poly-) 페놀(phenol), 즉 폴리페놀(polyphenol)이라고 합니다. 녹차와 다크초콜릿이 풍부하다고 알려진 바로 그 폴리페놀입니다. 폴리페놀은 종류가 여러 가지인데요. 구조에 따라 다음과 같이 나눌 수 있습니다.

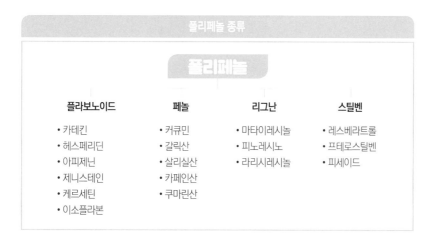

폴리페놀 종류			
폴리페놀			
플라보노이드	**페놀**	**리그난**	**스틸벤**
• 카테킨	• 커큐민	• 마타이레시놀	• 레스베라트롤
• 헤스페리딘	• 갈릭산	• 피노레시노	• 프테로스틸벤
• 아피제닌	• 살리실산	• 라리시레시놀	• 피세이드
• 제니스테인	• 카페인산		
• 케르세틴	• 쿠마린산		
• 이소플라본			

폴리페놀 중에서도 잘 알려준 성분이 있지요. 녹차의 카테킨, 콩의 이소플라본, 강황의 커큐민, 와인의 레스베라트롤 등입니다. 모두 몸에 유익한 천연 항산화제입니다. 활성산소와 같은 산화적 스트레스는 만성염증의 주원인이기 때문에 이러한 천연 항산화제를 먹으면 만성염증

을 개선시킬 수 있습니다. 공교롭게도 이러한 천연 항산화제들은 노화를 억제하고 수명을 연장시키는 효과도 있습니다. 노화의 주원인이 산화 스트레스이기 때문입니다.

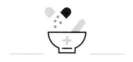

피부에도 영양제가 필요해
- 피부에 좋은 영양제

피부에 좋다는 영양제는 어쩜 이렇게도 많을까요? "비타민A도 피부에 좋다더라", "비타민B도 피부에 좋다던데?", "셀레늄도 피부에 좋은 거 아냐?", "피부에는 히알루론산이 좋다고 했어", "아냐, 피부에는 콜라겐이지" 이런 말들을 들어봤을 겁니다. 피부에 좋다는 것이 하도 많다 보니 헷갈려 하는 분들이 있습니다. 피부와 영양, 이 관계를 명확히 전하기 위해서 피부노화의 원인에 대해 먼저 설명하고, 피부에 좋은 영양제에 대해 살펴보겠습니다.

피부 노화를 촉진시키는 여러 요인들이 있습니다. 대표적으로 햇빛의 자외선(UV), 오염된 공기, 미세먼지, 담배연기와 같은 외부 요인들이 있고요. 수면부족, 스트레스, 영양부족 등 내인적 요인들이 있습니다. 이러한 유해 요인들이 피부의 각질형성세포의 수와 활동성을 줄이고, 콜라겐을 변질시키며, 합성을 억제하고, 엘라스틴을 변질시켜 탄력성을 떨어트립니다.

유해요소로부터 피부를 보호하기 위해서는 하루 2L 이상의 수분을 섭취해야 하고, 잠도 8시간 이상 자야 합니다. 비타민과 미네랄을 충분히 섭취해야 하고, 단백질과 유익한 지방도 섭취해야 합니다.

이 중 피부와 영양에 관해서 말씀드리겠습니다. 프리라디칼(free radical, 활성산소 같은 것)이 피부노화의 주원인이며, 이 프리라디칼을 없애는 항산화 영양소가 중요합니다. 아름다운 피부를 위해서는 항산화제, 즉 비타민 A, B, C, D, E, 미네랄, 구리, 아연, 셀레늄, 커큐민, 레스베라트롤, 녹차 추출물 같은 폴리페놀을 먹어야 합니다. 이 외에도 피부미용에 좋은 다양한 영양소가 있지만, 피부노화를 억제한다는 데 초점을 맞춘 피부 영양제 조합은 다음과 같이 정리가 가능합니다.

피부미용 조합

기본 3종 : 고함량 비타민, 마그네슘, 오메가3
피부미용 3종 : 콜라겐, 비타민 C, 천연 항산화제

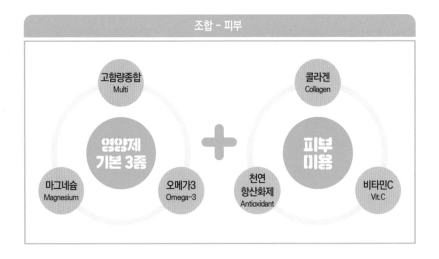

약과 영양제, 한 권으로 끝내기
지금 당장 건강에 투자하라!

기본 3종 솔루션의 역할에 대해 먼저 설명하겠습니다. 고함량 종합비타민에 항산화 비타민A, E, 그리고 피부재생에 필요한 비타민B가 있고요. 항산화 미네랄 구리, 아연, 셀레늄이 들어 있습니다. 오메가3와 같은 유익지방산은 유해지방산으로 인한 염증반응, 뾰루지를 줄여줍니다. 그리고 피부를 윤기 있고 부드럽게 합니다. 마그네슘 결핍은 체내에서 염증반응을 일으키게 되죠. 따라서 마그네슘 보충은 만성염증을 예방하고, 간접적으로 피부건강에 도움을 줍니다. 피부미용 3종 영양소의 역할에 대해 설명 드리겠습니다.

❶ 콜라겐(Collagen)

피부에는 역시 콜라겐이 중요합니다. 콜라겐은 피부를 건강하고, 탄탄하게 만들어줍니다. 여러 타입의 콜라겐 중에서 타입 1과 타입 3 콜라겐이 중요하고, 몸에 흡수되기 쉬운 저분자 형태의 제품이 좋습니다. 최근에 많이 광고하는 저분자 피쉬콜라겐 제품을 선택하면 됩니다.

❷ 천연 항산화제(Anti-Oxidants)

활성산소와 같은 유해물질은 피부를 상하게 만듭니다. 이런 유해물질로부터 피부를 보호하기 위해서는 항산화제를 먹는 게 좋겠지요. 앞서 설명한 폴리페놀과 같은 천연 항산화제는 활성산소를 잡아내어 피부노화를 막고, 피부 톤을 개선합니다.

❸ 비타민C(Vit.C)

비타민C는 그 자체로 훌륭한 항산화제이며, 다른 항산화제의 재생을 도와 시너지 효과가 있습니다. 콜라겐 합성을 돕기도 하고, 주름 발생을 억제해 피부를 탱탱하게 합니다. 색소를 만들어 피부를 검게 만들거나 점을 만들게 하는 '멜라노사이트'라는 세포를 억제해 미백효과도 나타냅니다.

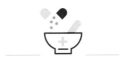

더부룩하고 쓰린 속 뚫어주는 법
- 위장에 좋은 영양제

조금만 매운 음식을 먹어도 신물이 올라오고 소화가 안 됩니다. 빵이나 고기를 먹으면 속이 쓰리고 아파옵니다. 그런데 내시경을 해도 위장은 깨끗하다고 합니다. 위장약을 먹을 때는 괜찮아졌다가 약을 끊으면 다시 재발합니다. 이렇게 위가 약한 이유에는 여러 가지가 있습니다. 이 중 위장의 점막이 약해졌다는 것이 하나의 큰 이유입니다. 위산과 외부 음식물로부터 위를 보호하는 일종의 보호막이 위장의 점막인데, 이것이 얇아지면 약간의 자극에도 위장장애가 쉽게 발생할 수 있습니다. 이후에 말씀드릴 식단과 식사법 개선이 가장 중요하며, 그다음으로 위를 튼튼하게 만들어주는 영양제를 먹는 것이 중요합니다. 여기에서는 위장을 회복시키는 영양제 조합에 대해 소개하겠습니다.

위장 회복 조합

위장 회복 3종 : 아연-L-카르노신, 매스틱 검, 감초추출물

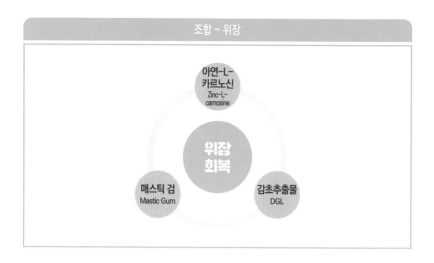

아연-L-
카르노신
Zinc-L-
carnosine

위장
회복

매스틱 검
Mastic Gum

감초추출물
DGL

제가 소개하는 위장재생솔루션 3종을 3개월만 먹으면 약해진 위가 상당히 회복될 것입니다. 성분별 효능에 대해 말씀드리겠습니다.

❶ 아연-L-카르노신(Zinc-L-Carnosine)

아연-L-카르노신은 '폴라프레징크(Polaprezinc)'라고도 합니다. 위염 궤양 부위에 장시간 특이적으로 결합해 위의 점막을 보호하고, 조직을 재생시키며, 염증 궤양 치유효과를 발휘합니다. 국내에서는 전문의약품으로 처방이 나오기도 하는데요. 그만큼 효과가 좋습니다.

❷ 매스틱 검(Mastic Gum)

'위 건강엔? 매스틱!'이라는 광고를 본 적이 있나요? 바로 위장을 건강하게 만드는 영양소입니다. 매스틱 검은 위장기능 개선, 소화기능 개선 작용이 있으며, 히스타민 분비 억제로 위산분비를 조절하고 위점막을 보호할 수 있습니다 또한 광범위한 항균기능을 가지고 있어 위장에 기생하는 헬리코박터균을 억제할 수 있습니다.

③ **감초추출물**(DGL)

'약방에 감초'라는 말이 있듯 한방에 빠지지 않고 등장하는 성분이죠. 우리 위장에도 좋은 효능을 발휘합니다. 경련을 억제하는 효과가 있어 위를 안정시키고, 항염 작용으로 위장의 염증을 개선시킵니다.

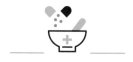

한 달에 한 번, 생리전증후군 - 여성 호르몬에 좋은 영양제

여성 호르몬에는 크게 2가지가 있습니다. 하나는 에스트로겐, 다른 하나는 프로게스테론입니다. 이 두 호르몬이 서로 균형을 이루며 여성의 생리주기를 만들어내고, 다른 인체기능도 잘 유지하게 합니다. 하지만 두 호르몬의 균형이 무너지면 여러 가지 문제가 발생하게 됩니다. 생리가 불규칙해지거나 소화가 안 되고 피로해질 수 있고요. 우울증이 쉽게 올 수 있고, 잠도 잘 못 자게 됩니다. 생리통이 심해지거나 턱에 여드름이 올라오기도 합니다. 따라서 호르몬의 균형을 잡는 것이 여성질환 개선에 중요하다고 할 수 있습니다.

두 호르몬의 균형에는 부신이라는 기관의 기능도 중요합니다. 부신은 쉽게 말해 스트레스를 조절하는 기관입니다. 부신의 기능이 저하되면 성호르몬 대사에도 방해를 받아 호르몬 밸런스가 쉽게 무너지게 되죠. 여성분들이라면 스트레스를 강하게 받았을 때 생리주기가 미뤄지거나 생리통이 심해지는 것을 경험해봤을 것입니다. 여성 호르몬과 스트레스는 그만큼 관련이 깊습니다. 따라서 스트레스 관리와 관련 영양소 섭취도 매우 중요하다고 할 수 있겠죠.

앞과 같은 개념을 바탕으로 생리전증후군과 여성 호르몬에 관한 영양제 조합에 대해 말씀드리려고 하는데요. 그 전에 생리전증후군과 호르몬 불균형의 대표적인 증상에 대해 먼저 정리를 해보겠습니다.

호르몬 불균형 증상 7가지

① 만성 피로
② 우울증
③ 수면장애
④ 여드름(특히 턱에 나는 여드름)
⑤ 건망증
⑥ 소화불량
⑦ 생리불순

생리전증후군(PMS)의 증상

신경증, 불안, 흥분, 기분 변화, 우울증, 복부 팽만, 설사 또는 변비, 식욕 변화, 압통과 유방 비대, 자궁 경련, 성욕 변화, 두통, 여드름, 손과 발의 부종

많은 여성분들이 위의 증상을 겪어봤을 것입니다. 특히 만성적인 피로감, 부종, 여드름, 수면장애, 생리불순은 정말 흔한 증상이지요. 앞에서 설명한 대로 가장 중요한 원인은 2가지로 정리할 수 있습니다. 무너

진 호르몬 균형과 스트레스로 인한 부신기능의 저하입니다. 핵심 원인 2가지를 개선시키는 영양제 조합은 다음과 같습니다.

여성 호르몬 균형 조합

기본 3종 : 고함량 비타민, 마그네슘, 오메가3
여성 호르몬 균형 : 천연 에스트로겐, 천연 프로게스테론

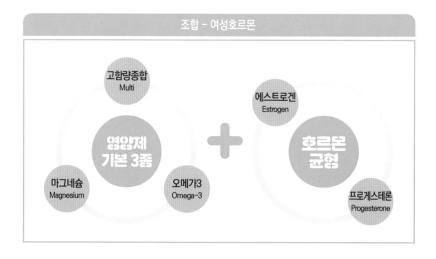

🔴 부신기능 개선 – 기본 3종 세트

부신이라는 기관이 튼튼해야 스트레스를 잘 이겨낼 수 있습니다. 여성 호르몬이 잘 유지되기 위해서도 튼튼한 부신이 필요합니다. 스트레스로 인해 부신의 기능이 떨어지게 되면 호르몬 균형도 무너지게 되고, 이로 인해 생리전증후군이 심해진다고 설명을 드렸지요. 그래서 호르몬 관련 영양제보다는 부신의 기능을 튼튼하게 만드는 영양제를 기본적으로 먹어야 합니다. 부신기능을 강화하는 영양제의 기본은 3종 세

트인 고함량 종합비타민, 마그네슘, 오메가3이고요. 여기에 홍삼과 같은 자양강장제를 추가하면 더욱 좋습니다.

❷ 호르몬 균형 회복 – 에스트로겐/프로게스테론

여성분들의 호르몬 균형이 깨지는 이유에는 여러 가지가 있습니다. 스트레스, 환경호르몬, 환경독소, 술, 카페인, 흡연 등으로 인해 에스트로겐 대사는 나쁜 쪽으로 흘러가게 됩니다. 프로게스테론에 비해 에스트로겐 활성이 과도해 전체 호르몬 균형이 무너진 에스트로겐 우위증(Estrogen Dominance)이 나타납니다. 무너진 호르몬 균형을 바로잡기 위해서는 첫째, 에스트로겐 대사를 정상화해야 하고, 둘째, 프로게스테론을 보완해 호르몬 비율을 맞춰야 하겠지요. 따라서 필요한 영양소는 다음의 2가지가 됩니다.

천연 에스트로겐 조절제

에스트로겐에는 좋은 에스트로겐과 나쁜 에스트로겐이 있습니다. 나쁜 에스트로겐을 줄이고 좋은 에스트로겐을 늘리는 방법은 운동, 식단, 영양입니다. DIM, I3C와 같은 영양소가 중요한데요. 이들 영양소는 십자화과 채소에 풍부하게 존재합니다. 따라서 식단에 브로콜리, 양배추, 청경채, 케일과 같은 십자화과 채소를 많이 추가하면 되고, 식단 조성이 어렵다면 DIM이나 I3C를 함유한 에스트로겐 영양제를 섭취하면 됩니다.

천연 프로게스테론 효능제

바이텍스(Vitex), 다른 말로 '체이스트베리(Chasteberry)'라고도 하죠.

황체 형성 호르몬인 프로게스테론 분비를 촉진하는 성분입니다. 나쁜 에스트로겐이 많아지면 에스트로겐이 과도하게 활성화되어 호르몬 균형이 무너지는데요. 이때 프로게스테론 활성을 높여 무너진 여성 호르몬 균형을 맞출 수 있는 영양소입니다. 대부분의 경우 바이텍스만 먹어도 상당한 효과가 있습니다. 원래 해외에서 개발되어 사용되었는데, 몇 년 전 국내에서도 출시되어 판매되고 있습니다.

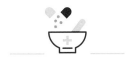

관절과 연골 건강을 챙기자
– 관절에 좋은 영양제

관절에 좋은 영양제도 상당히 많아서 헷갈리시죠? 관절 영양제는 핵심 포인트 2가지만 기억하면 됩니다. 첫째, 연골을 회복시켜야 하고, 둘째, 염증을 제거해야 합니다.

연골을 회복시키는 영양제

관절 연골을 가지고 만든 도가니탕을 먹어봤다면 연골의 특징을 알 수 있습니다. 연골은 매끈하고, 말랑합니다. 이 매끄럽고, 말랑한 물질은 콜라겐과 프로테오글리칸, 히알루론산, 콘드로이친, 글루코사민, 케라탄 등입니다. 관절을 매끄럽게 유지하기 위해서는 연골을 구성하는 영양성분을 모두 먹는 것이 좋습니다.

염증을 제거하는 영양제

관절이 매끄럽게 유지되기 위해서는 염증이 없어야 합니다. 염증이 생기면 마찰이 심해지고 통증이 발생하죠. 이럴 때는 관절의 염증을 효과적으로 없앨 수 있는 항염 영양제를 먹어야 합니다. 대표적으로 보스웰리아, 커큐민, 녹색잎홍합이 있습니다. 정리하면 다음과 같습니다.

관절 영양제 2분류

연골 재생 : 제2형 콜라겐, 글루코사민, 콘드로이친, 히알루론산
염증 제거 : MSM, 보스웰리아, 커큐민, 녹색잎홍합

이 중에서 연구가 많이 되었고, 많은 분들이 효과를 본, 우리 몸에 광범위하게 유익한 효과를 나타내는 영양소를 5가지로 압축하면 이렇습니다.

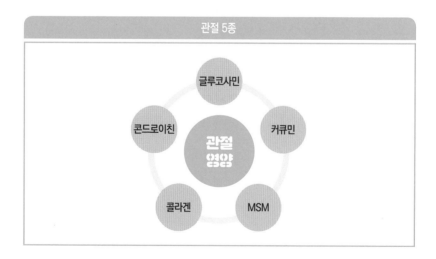

앞의 5가지 영양소를 모두 함유한 제품은 잘 없습니다만, 글루코사민과 콘드로이친, MSM, 이 3가지 성분의 복합제는 많이 나오고 있습니다. 따라서 관절 영양제 조합은 다음 3가지 제품으로 정리할 수 있습니다.

관절 영양제 3가지

관절을 부드럽게 : '글루코사민 + 콘드로이친 + MSM' 제품
관절을 푹신하게 : '제2형 콜라겐' 제품
염증, 통증이 줄어들게 : 커큐민, 보스웰리아 항염 제품

여기에 더해 관절의 재생을 도와주는 기본 3종 영양제를 더해주면 됩니다. 관절 영양제 최종 조합은 다음과 같습니다.

관절 영양제 조합

기본 3종 : 고함량 비타민, 마그네슘, 오메가3
관절 영양 3종 : 글루코사민+콘드로이친+MSM
제2형 콜라겐, 항염 영양제

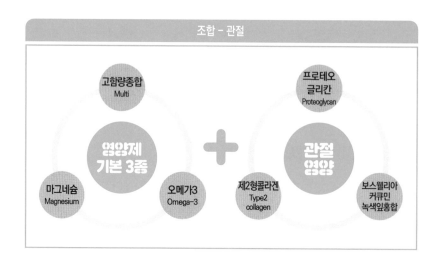

관절 영양제 3가지에 대해 조금 더 설명하도록 하겠습니다.

❶ 글루코사민+콘드로이친+MSM(Glucosamine+Chondroitin+MSM)

부드러운 관절을 유지하기 위해 필요한 성분들입니다. 이 성분들은 당이 여러 개 연결되어 있어서 '다당체'라고 부르는데요. 물을 잘 끌어 당겨 매끄럽다는 특징이 있습니다. 앞에서 말했듯 관절을 구성하는 프로테오글리칸의 구성요소이기도 합니다. 도가니탕을 먹을 때 젤리처럼 미끈미끈하고 부드러운 식감은 이 성분, 다당체가 풍부하기 때문이지요. 이런 식으로 연골을 부드럽게 해서 관절 건강에 중요한 역할을 합니다. 이 영양소들이 관절 영양제의 기본이라고 할 수 있겠습니다.

❷ 제2형 콜라겐(Type 2 Collagen)

콜라겐에는 여러 타입이 있습니다. 크게 타입 1, 2, 3으로 나눌 수 있는데요. 이 중 타입 2 콜라겐은 섬유 사이의 공간이 많아서 폭신폭신한 느낌이 듭니다. 관절에는 이 타입 2 콜라겐이 풍부해 충격을 완화하는 역할을 합니다.

❸ 커큐민+보스웰리아(Curcumin+Boswellia)

관절염에 먹는 여러 가지 영양제가 있습니다만, 가장 유명한 것은 보스웰리아입니다. 보스웰리아만 먹어도 관절염과 관절통을 개선시킬 수 있음이 여러 연구를 통해 밝혀졌습니다. 진통제만큼 효과가 좋다고 합니다. 카레의 성분인 커큐민과 녹색잎홍합 또한 관절염과 관절통증을 개선시킬 수 있습니다.

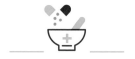

우리 몸의 해독 시스템
– 간에 좋은 영양제

간에 좋은 영양제란 어떤 영양제일까요? 간의 기능을 향상시킬 수 있는 영양제일 것입니다. 간의 기능에는 여러 가지가 있는데, 이 중에서 어떤 기능이 중요할까요? 바로 해독 기능입니다. 간의 해독 기능을 향상할 수 있는 영양제에 대해 소개드릴 텐데요. 그 전에 간의 해독과정에 대해서 간단하게 살펴보겠습니다.

간의 해독과정에는 크게 2가지 단계가 있습니다.

1단계(Phase 1)에서는 산화 환원 반응 등이 일어납니다. 여기에서 비타민B2, B3, B6, B9, B12 등이 사용됩니다. 1단계에서 대사를 거친 후 생성된 중간 생성물의 반응성이 상당히 큰데요. 그대로 방치하면 간에 손상이 올 수 있습니다. 이것을 막기 위해 항산화제가 필요합니다. 이 단계의 항산화제로 비타민 A, C, E, 코큐텐, 구리, 아연, 셀레늄, 망간, 실리마린, 피크노제놀 등이 사용됩니다.

2단계(Phase 2)에서는 '포합반응'이라는 것이 일어납니다. 포합반응이란 독성을 가진 물질에 어떤 물질을 붙여서 독성을 없애는 반응이라고 보면 되겠습니다. 이 단계에서는 타우린, 글루타민, 메티오닌, 시스테인 등이 필요합니다.

그다음으로는 담즙으로 독소를 배설하는 단계가 있습니다. 담즙으로 독소를 배출하는 단계에서는 우리가 흔히 아는 우루사 성분, UDCA가 많이 사용됩니다. 담즙 생성에 도움이 되는 영양소로 콜린, 아티초크 등이 있고요. 민들레 추출물, 오미자 추출물, 커큐민 등도 도움이 됩니다. 이처럼 간의 해독과정에 필요한 영양소 엑기스만 쏙 뽑아낸 간 영양제의 핵심 조합은 다음과 같습니다.

간 영양 조합

기본 3종 : 고함량 비타민, 마그네슘, 오메가3
간 영양 3종 : 실리마린, 커큐민, 아티초크

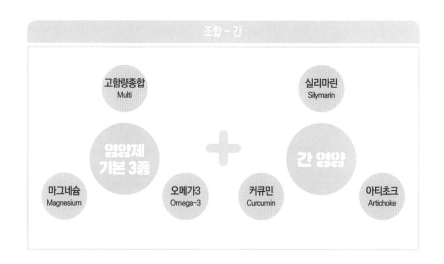

고함량 B군, 비타민 A, C, E, 구리, 아연, 셀레늄과 같은 항산화 영양소까지 잘 조성되어 충분한 함량을 가진 고급 종합비타민에 간 영양제를 추가해서 먹으면 됩니다. 이렇게 조성해서 먹으면 간의 해독과정에 필요한 대부분의 영양소를 섭취하게 됩니다.

❶ 실리마린(Silymarin)

실리마린은 앞서 설명한 대로 광범위한 간세포 보호 효과를 가지고 있습니다. 실리마린만 먹어도 실질적인 간기능 개선 효과가 있으며, 장기 복용할 경우 높아진 간 수치가 안정화됩니다. 간 영양제의 핵심입니다.

❷ 커큐민(Curcumin)

커큐민은 강력한 항산화제로 만성 염증에도 좋고, 피부에도 좋으며, 간에도 좋은 효과를 나타냅니다. 간에서 일어나는 염증반응을 조절할 수 있으며, 담즙분비를 촉진시키는 효과도 있습니다.

❸ 아티초크(Artichoke)

아티초크는 오랜 시간 간 영양제로 사용되어 왔습니다. 이담작용이 뛰어나기에 간에서 독소가 배출되는 것을 돕고, 간의 해독 과정에도 도움을 줍니다. 또한 손상된 간을 재생시키는 효능이 있습니다.

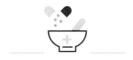

기억력을 향상하고, 집중력을 높여라 - 뇌에 좋은 영양제

알약 하나만 먹으면 머리가 쌩쌩 잘 돌아가서 천재가 될 수 있는 영양제는 없을까요? IQ를 100씩 올려주는 영양제가 있다면 참 좋을 텐데요. 아쉽게도 그런 영양제는 없습니다. 다만 뇌의 기능을 향상시킬 수 있는 영양제는 존재합니다.

인지능력, 기억력, 사고력, 집중력 향상 효과가 밝혀진 뇌기능 향상 효과가 있는 물질들을 '누트로픽'이라고 합니다. 여기서는 그냥 뇌 영양제라고 말씀드리겠습니다. 뇌 영양제로 작용하는 영양성분에 계속해서 반복해 말씀드렸던 기본 3종 세트(고함량 종합비타민, 마그네슘, 오메가3) 또한 포함됩니다. 기본 3종 세트의 영양소들은 온몸에 필수적인 역할을 하며, 뇌기능에도 중요한 역할을 하기 때문입니다. 다만 필요한 영양소의 형태와 함량이 조금 다릅니다.

활성형 신경비타민을 함유한 종합비타민

고함량 종합비타민에 들어 있는 B군들은 뇌의 신경전달물질을 만드는 데 필수적인 역할을 합니다. 특히 비타민 B6, B9, B12가 중요합니다. 이 성분들이 활성형으로 고함량이 들어간 종합비타민을 먹는 게 좋습니다.

뇌로 흡수되는 마그네슘 L-트레온산

마그네슘은 정상적인 뇌기능 유지에 중요합니다. 결핍 시에는 두통, 간질 발작, 우울, 불안과 같은 신경질환 유발 우려가 높습니다. 충분히 섭취할 경우 기억력과 인지기능이 향상됩니다. 일반 마그네슘 제품보다는 마그네슘 L-트레온산염 형태의 제품이 뇌로 잘 흡수됩니다.

생체이용률이 높은 3세대 rTG형 오메가3

오메가3는 뇌의 상당 부분을 차지하며, 뇌기능과 구조유지에 핵심적인 역할을 하며 사고능력과 기억력 향상, 우울증 예방 등 다양한 역할을 합니다. 일반 형태보다 rTG형태로 먹는 것이 생체이용률이 높아 더 좋은 효과를 낼 수 있습니다.

뇌기능에 좋은 기본 3종 제품에 더해 집중력, 기억력 향상 등 여러 가지로 연구된 핵심 누트로픽 3가지를 추가해서 먹으면 됩니다. 최종 조합은 다음과 같습니다.

뇌 영양 조합

기본 3종 : 고함량 비타민, 마그네슘, 오메가3
누트로픽 3종 : 포스파티딜세린, 테아닌, 홍경천

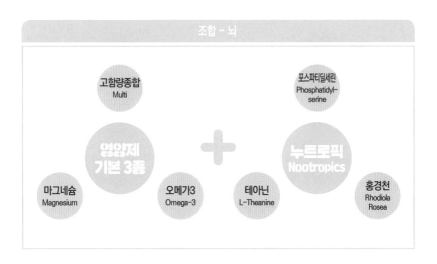

누트로픽, 뇌 영양제인 테아닌, 포스파티딜세린, 홍경천에 대해 설명을 드리겠습니다.

❶ 테아닌(L-Theanine)

뇌에는 여러 가지 파동이 있는데요. 이를 '뇌파'라고 합니다. 뇌파에는 알파파, 베타파, 쎄타파 등이 있고요. 이 중 알파파가 인지능력, 집중력과 관련이 있습니다. 테아닌은 이 알파파를 활성화시킬 수 있습니다. 테아닌은 카페인과 함께 섭취 시 각성 효과, 집중력 향상 효과가 더욱 좋아집니다.

② 포스파티딜세린(Phosphatidylserine)

포스파티딜세린은 인지질의 한 종류이며, 뇌에 풍부하게 존재합니다. 포스파티딜세린은 관련 연구를 통해 기억력과 인지력, 사고력이 향상되고, 알츠하이머 증상이 개선됨이 확인되었습니다. 또한 소아의 ADHD 개선에 효과를 보입니다. ADHD가 있는 소아에게 포스파티딜세린을 복용시켰더니 집중 시간이 길어졌고, 기억력이 개선되었으며, 충동 억제력이 향상되었다고 합니다.

③ 홍경천(Rhodiola rosea)

홍경천은 피로회복에 좋은 일종의 자양강장제입니다. 피로회복 효과도 좋고, 스트레스를 완화시키는 효과도 뛰어나며, 집중력을 비롯한 뇌 기능 향상 효과도 가지고 있습니다. 집중력이 필요하지만, 학업으로 인한 스트레스가 많은 수험생이나 업무 스트레스가 많은 직장인에게 필요한 영양소입니다.

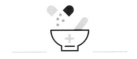

혈압을 조절하고 관리하기 – 혈압에 좋은 영양제

혈압에 좋은 영양제는 여러 가지가 있습니다. 그중에서 혈압에 좋다는 충분한 근거를 바탕으로 한 영양제를 5가지만 고르면 다음과 같습니다.

혈압 영양제 5가지

오메가3(Omega-3), 마그네슘(Magnesium), 코큐텐(CoQ10), 비타민D(Vit.D), 칼륨(Potassium)

이 중에서 칼륨은 음식으로 충분히 섭취가 가능하고, 나머지는 음식으로 충분히 섭취하기 어려우니 영양제로 챙겨 먹는 게 좋습니다. 오메가3와 마그네슘은 기본 3종 세트에 이미 들어 있죠. 기본 3종 세트에 비타민D와 코큐텐을 추가하면 혈압 안정에 중요한 영양소는 대부분 먹게 됩니다. 정리하면 다음과 같습니다.

혈압 조합

기본 3종 : 고함량 비타민, 마그네슘, 오메가3
혈압안정 2종 : 비타민D, 코큐텐

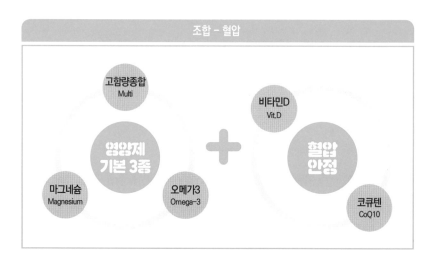

1 종합비타민(Multi-Vitamins)

혈압을 높이는 주요 원인은 동맥이 딱딱하게 굳어지는 동맥경화입니다. 동맥경화를 유발하는 원인 중에는 '호모시스테인'이라는 독성 물질과 활성산소와 같은 유해 물질이 있습니다. 이 중 호모시스테인 수치를 개선시키는 영양소가 비타민 B6, B9, B12입니다. 그리고 활성산소와 같은 산화물을 제거하는 데 필요한 항산화 비타민 미네랄이 있는데요. 비타민A, 비타민C, 비타민E, 그리고 구리, 아연, 셀레늄입니다. 이 비타민과 미네랄은 종합비타민에 모두 다 들어 있지요. 종합비타민만 먹어도 혈압을 악화시키는 원인 물질들을 상당 부분 잡아낼 수 있습니다.

② 마그네슘(Magnesium)

마그네슘은 천연의 안정제이자 이완제입니다. 신경을 안정시키고 혈관을 이완시키죠. 혈관에도 근육층이 있는데, 마그네슘은 이 혈관 근육을 이완해 혈압을 안정시킬 수 있습니다. 오메가3와 함께 혈압 안정에 필수적인 영양소입니다. 특히 눈 떨림, 손발 저림과 같은 마그네슘 결핍 증상이 있는 분들은 마그네슘을 꼭 챙겨 먹어야 합니다.

③ 오메가3(Omega-3)

오메가3는 심장과 혈관의 건강에 여러모로 중요합니다. 혈액을 맑게 만들고, 혈관을 부드럽게 만들어주지요. 덕분에 혈압을 안정시키는 효과도 있고, 혈압으로 인한 합병증 예방에도 상당한 효과가 있습니다. 이와 관련한 수많은 연구 논문들이 있는데요. 가장 많이 밝혀진 내용(근거등급 A)을 이야기하면 다음과 같습니다. 오메가3는 고혈압을 개선시키고, 심장질환과 심부전의 위험성을 낮추며, 심근경색 또는 돌연사를 예방할 수 있습니다.

④ 비타민D(Vitamin.D)

비타민D는 혈압을 상승시키는 물질(Renin과 Angiotensin II)을 조절할 수 있습니다. 또한 혈관을 탄력 있게 유지시킬 수 있고, 혈관이 필요할 때마다 잘 늘어날 수 있게 도와주는 물질(Prostacyclin)을 만들게 도와줍니다. 혈압약의 효과를 향상시키며 고혈압의 합병증을 예방할 수 있기에 혈압약을 먹는 분들은 비타민D를 꼭 챙기시기 바랍니다.

⑤ 코큐텐(CoQ10)

코엔자임큐텐, 코큐텐은 항산화제로도 유용하지만 혈압에도 상당히 유용한 영양소입니다. 혈관의 막을 안정화시킬 수 있고요. 손과 발끝에 있는 혈관의 저항을 감소시켜 혈압을 낮출 수 있습니다. 항산화 작용으로 나쁜 콜레스테롤인 LDL의 산화를 막아 동맥경화를 예방하기 때문에 혈압의 악화를 막는 데도 도움을 줍니다.

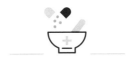

혈당 정상수치를 유지하라
- 당뇨에 좋은 영양제

당뇨에 좋은 영양제는 어떤 것일까요? 혈당 조절에 도움이 되어 당뇨의 증상을 완화시키고, 당뇨병의 합병증을 예방해주는 영양제입니다. 후천적으로 발생하는 제2형 당뇨병의 핵심 원인은 인슐린 저항성이며, 이것을 개선시켜주는 영양제가 혈당 조절에 도움이 됩니다. 그리고 당뇨병의 합병증은 활성산소와 같은 산화성 유해물질에 의해서 주로 발생하는데요. 이것을 막아주는 항산화제가 당뇨 합병증 예방에 도움이 됩니다. 따라서 제2형 당뇨가 있는 분들은 당뇨의 핵심 원인인 인슐린 저항성을 개선시키기 위해, 당뇨로 인한 합병증의 핵심 원인인 산화스트레스를 막아내기 위해 다음 2가지 종류의 영양제를 먹어야 합니다.

❶ 인슐린 저항성 개선 영양제

바나바, 베르베린, 인삼, 이노시톨, 오메가3, 바나듐, 크롬, 아연, 셀레늄, 마그네슘 등

성인이 되어서 생기는 후천적인 당뇨병, 제2형 당뇨병의 핵심 원인이 인슐린 저항성이라고 이야기했습니다. 이것이 무엇 때문에 생기는 것인지, 어떻게 제2형 당뇨병을 유발하는지 간단하게 설명하겠습니다.

당뇨는 탄수화물을 많이 섭취하면 잘 생깁니다. 탄수화물 중에서도 단맛이 강하게 나는 단순 탄수화물이 위험한데, 이런 단순 탄수화물은 맛있는 음식, 달콤한 간식에 많지요. 맛있는 음식이나 간식을 먹으면 우리 몸에서는 이 탄수화물을 분해해 단순 당으로 만든 후 몸속으로 흡수합니다. 몸에 흡수된 당은 혈액 속에서 당이 둥둥 떠다니게 되는데요. 이 혈액 속의 당이 사용되려면 세포 속으로 들어가야 합니다. 혈액 속의 당이 세포 속으로 들어가야 에너지도 만들고, 물질 대사도 하며, 남은 당은 지방으로 바꿔서 저장할 수 있게 됩니다. 하지만 혈액 속의 당은 세포 속으로 그냥 들어가지 않습니다, '인슐린 수용체'라는 스위치를 눌러줘야 합니다. 이 스위치는 인슐린이 눌러줄 수 있는데요. 인슐린은 탄수화물을 많이 먹게 되면 췌장에서 분비를 합니다.

그런데 문제는 여기서부터 발생합니다. 한 번에 많은 양의 탄수화물을, 그것도 흡수가 빠른 단순 탄수화물을 먹게 되면 혈당이 빵 하고 순식간에 올라가게 됩니다(혈당 스파이크). 그렇게 혈당이 치솟으면 췌장에서 인슐린이 뻥 하고 터져 나옵니다(인슐린 스파이크). 인슐린이 대량으로 나와서 세포에 있는 스위치, 인슐린 수용체를 팍 하고 강하게 눌러버립니다. 한 번, 두 번이 아니라 여러 번 누릅니다. 이렇게 스위치를 강하게 자주 누르다 보면 스위치가 점점 말을 잘 안 듣습니다. 스위치의 센서가 무뎌지는 것이죠. 이렇게 인슐린 수용체라는 스위치가 무뎌진 상태를 '인슐린 저항성이 생겼다' 또는 '인슐린 민감도가 저하되었다'라고 표현합니다. 이 스위치가 말을 안 듣게 되면 무엇이 문제일까요? 인슐린이 많이 나와도 혈액 속의 당이 세포 속으로 들어가지 못하게 됩니다. 그러니 혈액 속의 당, 혈당이 높게 올라갑니다. 이러한 상태가 되면 혈액 속에는 당이 넘치니 혈관을 굳게 만들고 조직을 손상시킵니다. 세포는 당을 공급받지 못하니 힘을 내지 못하고, 우리 몸은 제 기능을 하기 어려워집니다. 이러한 상태를 '제2형 당뇨병'이라고 부릅니다.

간단하게 제2형 당뇨병의 발생 과정을 살펴봤습니다. 정리하자면 당뇨병의 핵심 원인은 인슐린 저항성이라는 것이죠. 이 인슐린 저항성을 개선시키는 영양소가 당뇨 영양제의 핵심이 되는 것이고요. 인슐린 저항성을 개선시키는 영양소는 상당히 다양한데요. 나열하면 이렇습니다. 바나바, 베르베린, 여주, 계피, 인삼, 이노시톨, 오메가3, 코큐텐, 바나듐, 크롬, 아연, 셀레늄, 마그네슘 등입니다. 기본적으로 비타민도 중요한 역할을 하고, 크롬, 아연, 셀레늄, 마그네슘과 같은 미네랄도 중요한 역할을 합니다. 가장 효과를 잘 볼 수 있는 미네랄은 크롬입니다. 크롬 하나만 챙겨 먹어도 인슐린 저항성이 개선되어 혈당 안정에 도움이 됩니다.

이 외에 오메가3도 중요하고요. 이노시톨도 효과가 좋습니다. 천연 성분인 계피와 바나바도 인슐린 저항성을 개선시킬 수 있습니다. 이들 모두 혈당 안정 효능이 확인되었습니다.

❷ 항산화 영양제
알파리포산, 코큐텐, 플라보노이드, 비타민A, C, E, 구리, 아연, 셀레늄 당뇨가 생기게 되면 여러 가지 경로를 통해서 유해물질들이 많아집니다. 특히 활성산소와 같은 산화물질이 많아집니다. 폴리올 경로, 헥소아민 경로, AGE 경로, PKC 경로 등 여러 경로를 통해 산화물질이 만들어지는데요. 이 때문에 산화 스트레스가 보통 사람보다 몇 배나 증가하게 됩니다. 산화물질, 즉 활성산소와 프리라디칼(ROS, RNS)과 같은 유해물질이 증가하면 신경과 혈관, 각종 조직을 변질시켜 이들로 인해 혈관, 심장, 간, 신장, 망막 등에 합병증을 일으킵니다. 특히 혈관이 얇은 망막과 신장에 치명적이라 당뇨병성 망막병증과 당뇨병성 신부전증이라는 합병증이 자주 발생합니다. 따라서 이를 예방하기 위해 항산화제를 풍부하게 섭취해야 합니다.

기본적으로 꼭 섭취해야 할 항산화제 중 비타민 A, C, E, 미네랄, 구리, 아연, 셀레늄이 있으며, 알파리포산, 코큐텐, 천연플라보노이드도 좋습니다. 당뇨병에 특히 유익한 항산화제는 알파리포산입니다. 알파리포산(=치옥트산)은 이미 국내에서 당뇨병성 신경병증을 적응증으로 해서 처방이 나오고 있습니다. 앞의 내용들을 바탕으로 당뇨병에 좋은 영양제 조합을 추천하면 다음과 같습니다.

당뇨 영양 조합

기본 3종 : 고함량 비타민, 마그네슘, 오메가3
당뇨 개선 2종 : 인슐린 저항성 개선 영양제, 항산화 영양제

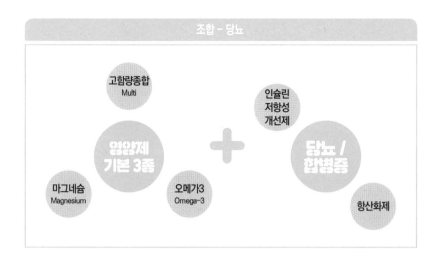

조합 - 당뇨

고함량 종합비타민에 비타민 A, C, E, B군 모두 다 들어 있고, 미네랄 중 인슐린 저항성과 항산화에 중요한 구리, 아연, 셀레늄, 크롬, 망간 등이 들어 있지요. 여기에 오메가3와 마그네슘까지 더하면 기본 3종 세트만으로도 당뇨병의 악화를 막고 합병증을 예방하는 데 도움이 됩니다.

여기에 더해 인슐린 저항성을 개선시킬 수 있는 계피, 바나바, 인삼과 같은 영양제와 합병증을 예방할 수 있는 항산화제 알파리포산(치옥트산)까지 추가해주면 당뇨병 개선과 합병증 예방에 도움이 많이 됩니다.

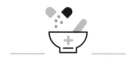

혈중 콜레스테롤을 낮추자
- 고지혈증에 좋은 영양제

우리가 흔히 말하는 고지혈증은 '이상지질혈증'이라고도 하며, 높은 중성지방(TG)과 콜레스테롤(Cholesterol) 수치를 뜻합니다. 고지혈증에 좋은 영양소는 중성지방이나 콜레스테롤 수치를 개선시킬 수 있는 영양소가 되겠지요. 대표적으로 다음 3가지가 있습니다.

지질대사 영양제 3가지

오메가3 : 중성지방(TG) 수치를 개선
폴리코사놀 : 콜레스테롤 수치를 개선
레시틴 : 지방배출을 돕고 콜레스테롤 수치를 정상화

위의 3가지 영양제 중 오메가3는 기본 3종에 포함이 됩니다. 그리고 기본 3종의 비타민과 마그네슘은 호모시스테인을 비롯한 각종 독성물질, 염증유발물질을 조절할 수 있게 도와줍니다. 그래서 기본 3종은 지

방이 산화 및 변질되어 혈관에 침착되는 것을 막아주는 효과도 있습니다. 따라서 고지혈증이 의심된다면 기본 3종 또한 필수적으로 먹어야 합니다. 여기에 중성지방과 콜레스테롤을 개선시키는 영양소를 추가하면 다음과 같은 조합이 됩니다.

고지혈증 조합

기본 3종 : 고함량 비타민, 마그네슘, 오메가3
지질대사 2종 : 폴리코사놀, 레시틴

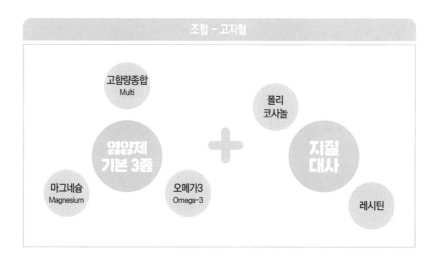

지질대사를 개선시키는 영양제 3가지에 대해 하나씩 설명하겠습니다.

① 폴리코사놀(Policosanol)

콜레스테롤 개선 효과로 가장 유명한 영양소입니다. 여러 연구가 진행되었는데요. 매일 10mg 이상의 폴리코사놀을 복용하면 기존에 사용되던 콜레스테롤 약품, 일명 스타틴(statins)계 약물과 같은 기전으로 콜레스테롤의 합성을 억제하는 것으로 밝혀졌습니다. 주목할 점은 전문의약품인 스타틴계 약물과는 달리 폴리코사놀은 많이 먹어도 특별한 부작용이 없으며, 효과도 충분하다는 것입니다. 콜레스테롤 수치가 높으나 약물 복용에 거부감이 있는 분들에게 우선적으로 권하는 영양소입니다.

② 레시틴(Lecithin)

레시틴은 콩에 풍부한 영양소입니다. 두뇌에도 좋고, 간에도 좋으며, 그 외 다양한 효능이 있습니다. 고지혈증에는 크게 2가지 방식으로 도움이 됩니다. 첫 번째로는 지방을 녹이는 방식인데요. 레시틴은 인지질의 일종으로 지방을 물에 녹일 수 있게 도와주는 역할을 합니다. 특히 간에서 지방을 녹여 배출하는 데 도움을 주고요. 이로 인해 지방간을 개선하는 효과도 있습니다. 두 번째로는 유익한 콜레스테롤인 HDL을 증가시키고, 해로운 콜레스테롤인 LDL을 감소시키는 방식입니다. 이런 방식으로 고지혈증을 전반적으로 교정할 수 있습니다.

③ 오메가3(Omega-3)

제가 계속해서 복용하라고 이야기하는 영양소입니다. 오메가3는 만성염증, 혈압, 당뇨, 두통, 간, 탈모에도 좋지만, 고지혈증에도 효과가 있습니다. 특히 하루 4000mg의 고함량으로 섭취하면 중성지방의 합성을 직접적으로 억제하는데요. 연구에 따르면 중성지방 수치를 20~40% 정도 낮출 수 있다고 합니다. 이 정도로 효과가 좋다 보니 병원에서 중성지방이 높은 분들에게 오메가3 처방을 내는 경우가 많습니다. 하지만 꼭 병원에서 처방을 받지 않더라도 좋은 오메가3 제품을 선택해 꾸준히 복용하면 충분한 효과를 볼 수 있습니다. 고지혈증 개선 효과와 함께 다른 수많은 효과를 고려한다면 필수적으로 먹어야 할 영양소입니다.

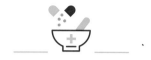

20대, 30대 청년을 위한 영양제 조합

한국에서 살아가기란 여간 어려운 일이 아닙니다. 대한민국에서 살아가는 20대, 30대 청년들은 생존을 위해 발버둥 쳐야 합니다.

10대에는 좋은 대학에 가기 위해 입시지옥에서 살아남아야 합니다.

20대에는 수강신청, 과제지옥, 취업준비로 취업지옥에서 살아남아야 합니다.

30대에는 회사에 입사하게 된다면 야근과 회식지옥에서 살아남아야 하고, 자영업을 하게 된다면 치열한 경쟁에서 살아남아야 합니다.

입시, 취업, 결혼 등 인생 앞에 놓여 있는 다양한 난관들은 젊은 날의 혈기로만 버텨내기엔 너무나도 버겁습니다. 앞서 말씀드렸듯 현대사회는 정신노동 중심 사회로 바뀌었으며, 고강도의 스트레스 상황에서 우리 몸의 다양한 영양소들이 고갈됩니다. 학업, 졸업, 취업 스트레스가 극심한 20대, 30대 분들은 더욱더 많은 영양소가 고갈됩니다. 젊다고 영양제가 필요 없는 게 아닙니다. 준비해야 할 것이 많기에 스트레스가 더욱 많으니 그에 맞춰 영양제를 충분히 보충해야 합니다.

제가 계속해서 이야기하는 기본 3종 세트, 비타민 B군이 고함량 들어간 종합비타민과 마그네슘, 오메가3는 20대, 30대 분들에게도 필수입니다. 여기에 본인의 특성에 맞게 영양소를 추가해 먹으면 됩니다. 보통 루테인, 유산균, 실리마린 3가지를 권해드립니다. 정리해보면 다음과 같습니다.

2030 영양제 조합

기본 3종 : 고함량 비타민, 마그네슘, 오메가3
2030 영양제 : 루테인, 유산균, 실리마린

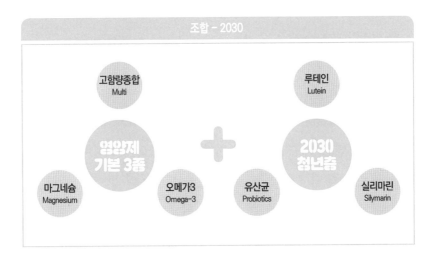

① 루테인(lutein)

공부량이 많거나 업무량이 많으면 눈을 많이 사용하게 되죠. 이런 분들은 루테인, 지아잔틴과 같은 눈 영양제를 추가해서 복용하길 바랍니다. 시력 보호에도 도움이 되고, 눈이 피곤해 침침한 일도 많이 줄어듭니다.

② 유산균(Probiotics)

학업도 바쁘고, 업무도 바빠 스트레스는 많고, 제대로 된 식사를 챙기지도 못하니 장 상태가 악화되기 마련입니다. 장이 약해지면 설사나 변비에 걸리기도 쉽고, 장에 가스도 쉽게 차게 됩니다. 장이 약해져서 트러블이 자주 생기는 분들은 유산균 제품을 추가해서 복용하길 바랍니다.

③ 실리마린(Silymarin)

대학생들이나 사회 초년생이라면 술자리가 참 많습니다. 젊음에 기대어 술을 많이 마시다 보면 점차 간이 망가집니다. 젊은 날에는 숙취가 금방 회복되지만, 시간이 갈수록 회복이 느립니다. 술 마시는 날이 쌓여가다 보면 어느 순간 알콜성 지방간이나 간염이 생깁니다. 그러니 젊을 때 미리 간 건강을 챙기는 게 좋겠죠. 술을 자주 마시는 분들은 실리마린과 같은 간 영양제를 먹기 바랍니다.

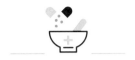

40대, 50대 중년을 위한
영양제 조합

선진국의 평균수명이 80세를 넘었습니다. 우리나라 또한 평균수명
이 80세이며, 곧 100세 시대를 맞이하게 됩니다. 현재의 40대는 과거
의 20대에 비견될 만큼 영양, 의학, 위생의 발달로 인해 노화가 느려졌
고, 젊음을 오래 유지할 수 있게 되었습니다. 하지만 평균수명 100세를

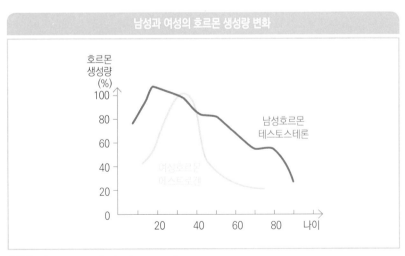

출처:Sex hormone production in men and women

바라보는 시대에서도 피할 수 없는 것이 있습니다. 바로 호르몬의 변화입니다.

요즘에는 60대까지 사회활동을 왕성하게 할 수 있습니다. 그럼에도 40대부터 찾아오는 호르몬 변화는 무시할 수 없습니다. 또한, 20대부터 시작한 사회생활로 인해 장기간 누적된 신체의 피로와 스트레스가 신체기능의 저하와 만성질환으로 나타날 가능성이 높습니다. 이러한 신체 변화를 바탕으로 40대, 50대 중년분들에게 좋은 영양제 조성에 대해 이야기하겠습니다.

우리나라에서는 대부분 30대에 자신의 업종에서 커리어를 쌓고, 40대부터 전성기를 맞이합니다. 중년이라 불리는 40대, 50대 분들이 가장 사회활동과 경제활동을 왕성하게 하는 셈이죠. 그만큼 많은 에너지가 필요합니다. 또한 사회생활의 스트레스와 함께 20대부터 진행된 신체 노화가 축적되어 발현되는 시기이기도 합니다. 이런 4050을 위한 영양제 핵심 조성은 다음과 같습니다.

4050 영양제 조합

기본 3종 : 고함량 비타민, 칼막디, 오메가3
4050 영양제 : 코큐텐, 갱년기 영양제, 아답토젠

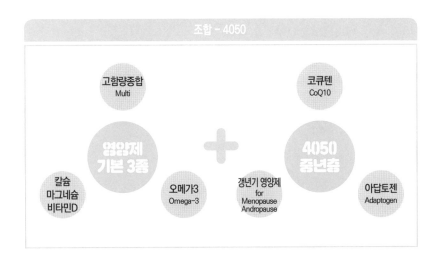

고함량 종합비타민과 마그네슘, 오메가3, 이렇게 3가지는 기본입니다. 40대부터는 뼈가 약해지기 시작하니 골다공증 예방을 위해 마그네슘 대신 칼막디(칼슘, 마그네슘, 비타민D)로 먹는 게 좋습니다. 여기에 중년층을 위한 영양제 3가지, 코엔자임큐텐, 갱년기 영양제, 아답토젠(자양강장제)을 추가해서 먹으면 됩니다.

❶ 코큐텐(CoQ10)

코큐텐(코엔자임큐텐)은 20대에 정점을 찍은 후 40세를 기점으로 빠르게 감소합니다.

코큐텐의 양은 여러 가지 원인에 의해 감소하게 되는데요. 우선 몸에서 합성하는 양이 줄어듭니다. 그리고 40대부터 많이들 복용하는 스타틴 계열의 고지혈증 약물 때문에 합성이 억제되기도 합니다. 그래서 더욱 무기력해지고, 심장과 혈관의 건강이 취약해집니다. 음식으로는 충분한 양을 보충할 수 없으니 영양제로 챙겨 먹어야 합니다. 에너지를 향상시키고 피로를 없애기 위해, 심장과 혈관의 건강을 지키기 위해

4050에게 꼭 필요한 영양소입니다.

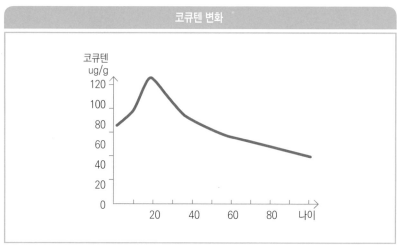

출처 : Lipids vol.24, no.7 (1989)

② 갱년기 영양제(for Menopause, Andropause)

성 호르몬(Sex Hormone)

앞서 이야기했듯 40대가 되면 성 호르몬이 감소합니다. 남성 호르몬
은 20대에 정점을 찍고, 여성 호르몬은 30대에 정점을 찍고 감소합니
다. 성 호르몬이 감소함에 따라 남성은 점점 남성성을 잃고, 여성은 점
차 여성성을 잃게 됩니다. 호르몬 변화로 인한 갱년기 증상이 나타난다
면 이를 보완해줄 갱년기 영양제를 먹는 게 좋습니다.

남성 갱년기 영양제

마카, 아슈와간다

남성 호르몬을 보충해주고 성기능을 강화시켜주는 영양제로 마카와 아슈와간다가 있습니다. 이들은 정력을 왕성하게 해주는 효과도 있기 때문에 여러모로 남성에게 유익합니다.

여성 갱년기 영양제
승마추출물, 대두 이소플라본, 레드클로버

여성은 천연 에스트로겐이 들어간 여성 갱년기 영양제를 먹으면 됩니다. 에스트로겐 효능의 승마추출물, 대두 이소플라본, 레드클로버 등이 있습니다. 여성 갱년기 영양제의 경우 부작용과 상호작용이 많기 때문에 약국에서 약사와 상담 후에 일반의약품으로 구매하길 권합니다.

❸ 아답토젠(Adaptogen)
인삼, 홍삼, 아슈와간다, 홍경천

아답토젠에 대해 간단히 설명을 하자면 이렇습니다. 신체 기능을 정상화하고 안정시키며 스트레스에 대한 저항력을 강화시켜주는 생약(한약, 약초 등)을 뜻하는데요. 쉽게 말하자면 일종의 자양강장제입니다. 우리나라에서는 인삼, 홍삼, 가시오가피가 대표적인 아답토젠이지요. 해외에서는 아슈와간다, 홀리바질, 홍경천 등을 많이 사용합니다.

보통 20대 또는 30대부터 사회생활을 시작하니 40대가 되면 10년 이상 육체적·정신적 스트레스가 쌓인 상태입니다. 장기간 누적된 스트레스로 인해 부신기능 또한 약해집니다. 부신을 보호하고 기능을 개선시키며, 스트레스 저항력을 강화하기 위해 아답토젠을 먹으면 여러 효과를 볼 수 있습니다.

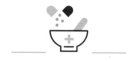

60대, 70대 노년을 위한
영양제 조합

    일반적으로 30대부터 노화가 진행되며, 고령이라고 부르는 60대가 되면 몸에 여러 가지 변화가 나타납니다. 미국 최고의 의료센터 메이요 클리닉(Mayo clinic)에서 60대부터 나타나는 노화의 특징들을 다음과 같이 정리합니다.

노화의 특징

심혈관계 : 혈관의 경화와 심장기능의 저하

근골격계 : 뼈 근육의 약화, 관절의 퇴행, 근육의 유연성과 힘이 줄어듦

소화기계 : 소화기능 약화, 위산 소화액 분비 저하, 장의 운동성 저하, 만성 변비

비뇨기계 : 방광의 신축성 약화, 배뇨 조절능력 약화

뇌신경계 : 기억력 퇴행

눈, 코, 입, 귀, 치아 : 시각, 청각, 후각, 미각 퇴행, 치아 약화

피부 : 탄력성 약화, 회복력 약화

　이를 간단히 정리해보면 다음과 같습니다. 우선 시각, 후각, 미각 등 여러 감각이 둔해집니다. 소화기능이 저하되며 치아가 약해져 음식을 먹기가 불편해지니 식사량도 줄어듭니다. 그러다 보니 소화불량, 만성 변비, 만성피로가 쉽게 생깁니다. 같은 음식을 먹어도 소화 흡수력이 약해지니 여러 가지 영양소가 쉽게 결핍됩니다.

　특히 소화가 어려운 단백질 소화력이 떨어져서 고기, 생선, 육류, 달걀과 같은 음식의 섭취가 줄어들고, 이로 인해 근육량이 감소합니다. 근력의 약화로 인해 운동이 어려워지고, 운동량이 줄어드니 이것이 뼈와 근육 약화의 원인이 되는 악순환에 빠집니다. 초고령화 사회인 일본에서는 이와 같은 노인의 근육감소증을 로코모티브 신드롬(Locomotive syndrome)으로 정의해 국가적으로 관리하고 있을 정도로 중요하게 다루고 있습니다.

　노화로 인한 여러 가지 신체적 변화와 60대 이상에서 보유하게 될 기저질환을 감안하면 섭취해야 할 영양소가 상당히 많아집니다. 이 중 핵심 영양소를 6가지로 정리해보았습니다.

6070 영양제 조합

기본 3종 : 고함량 비타민, 칼막디, 오메가3
6070 영양제 : 단백질, 항산화제, 장건강(소화효소제, 유산균)

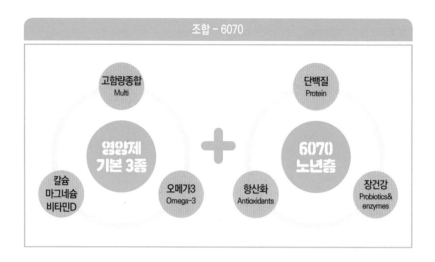

60대가 되면 약해진 치아와 저하된 소화력 때문에 영양이 쉽게 결핍됩니다. 이를 보완하기 위해 종합비타민은 꼭 먹어야 합니다. 뼈도 점점 약해집니다. 골다공증 예방을 위해 칼슘과 마그네슘, 비타민D가 함유된 칼막디도 꼭 챙겨야 합니다. 심혈관계 질환을 예방하는 오메가3도 필수적으로 챙기는 게 좋습니다

❶ 종합비타민(Multi-Vitamins)

고품질의 종합비타민을 선택하는 기준은 동일하게 가져가되 섭취량은 줄여도 됩니다. 활동량이 많은 20~40대를 타깃으로 한 제품이 많기에 대부분 비타민B군의 함량이 50~100mg로 높으며, 이는 정신과 육체 활동량이 적은 노인분들에게는 필요 이상으로 많을 수 있습니다. 또한 위장기능이 약해진 노인분들에게 고함량의 종합비타민은 위장장애를 일으킬 수 있으니 주의해야 합니다.

② 칼슘, 마그네슘, 비타민D(Calcium, Magnesium, Vit.D)

젊은 층은 우유도 많이 먹고, 바깥 활동으로 햇볕도 어느 정도 보기에 대부분 종합비타민에 든 미네랄과 마그네슘 보충제면 미네랄 보충에는 큰 문제가 없습니다. 하지만 노년층으로 갈수록 음식으로 섭취하는 미네랄 양이 줄어들고, 활동량도 줄어들며, 뼈도 약해지기 때문에 칼슘, 마그네슘, 비타민D의 중요성이 훨씬 더 커집니다. 마그네슘 단일 제품 대신 칼슘, 마그네슘, 비타민D, 아연 등이 종합적으로 들어간 종합 미네랄 제품(Part 03에서 소개한 칼막디)을 먹는 게 좋습니다.

③ 오메가3(Omega-3)

혈압, 고지혈증 등 심혈관계 질환을 예방하고 개선하며, 합병증으로 인한 사망률을 확연히 감소시키는 중요 영양소 중 하나가 바로 오메가3입니다. 남녀노소 누구에게나 중요하며, 노인분들에게는 특히 더욱 중요한 역할을 합니다. 좋은 제품을 충분한 양으로 꾸준히 복용하는 게 좋습니다.

이처럼 기본 3종은 필수적으로 먹는 게 좋습니다. 여기에 더해 노인분들의 근육 감소증을 예방하고 개선시킬 수 있는 단백질, 노화를 억제해주는 항산화제, 부족한 소화력을 보충해주는 소화효소제, 장건강을 지키는 유산균제를 추가해서 먹기를 권합니다.

④ 단백질(Protein) - 유청단백질, 맥주 효모

노인의 근육감소증(로코모티브 신드롬)의 악순환은 단백질 소화력이 떨어짐으로 인해 시작됩니다. 단백질을 소화하는 능력이 떨어지다 보니 고기, 생선, 육류, 달걀과 같은 음식의 섭취가 줄어듭니다. 이로 인해 근육량이 감소합니다. 근력의 약화로 인해 운동이 어려워지고, 운동량이 줄어드니 이것이 또 근육 약화의 원인이 되는 악순환에 빠집니다. 따라서 고품질의 단백질을 보급하며, 적절한 운동을 해서 근손실을 막고, 근육을 강화시켜 활동성을 늘리는 것이 중요합니다.

60세가 넘어가면 소화력이 약해지기 마련이라 음식으로 단백질을 섭취하는 것이 어려울 수 있습니다. 이때 가장 유용한 단백질을 바로 유청단백질(Whey Protein)입니다. 유청단백질에는 근육을 만들기 위해 필요한 대부분의 아미노산이 모두 다 들어 있으며, 근육의 합성에 필요한 류신(Leucine)이라는 성분의 함량이 높기에 특히 유용합니다. 보디빌딩을 하는 분들에게는 멋진 몸매를 만들기 위해 필요하고, 노인층에게는 근감소증을 예방하기 위해 필요한 제품입니다.

하지만 유청단백질 제품도 소화가 어려운 분들이 있습니다. 그런 경우에는 맥주 효모가 좋은 대안이 됩니다. 맥주 효모에는 비타민과 미네랄도 풍부하지만, 단백질 또한 풍부하며 소화가 매우 잘되기 때문입니다.

⑤ 항산화제(Antioxidants)

노화가 진행되면서 우리 몸에서 발생하는 산화물질을 잡아내는 항산화 기능도 함께 떨어집니다. 산화 스트레스는 노화의 주범 중 하나이며, 항산화 기능이 떨어지면 급속도로 노화가 진행됩니다. 따라서 항산화제 섭취는 노인층에게 더욱 중요합니다. 특히 만성염증의 주원인이 유해한 산화물질이기 때문에 만성염증 예방과 개선을 위해 종합적인 항산화제 섭취는 필수입니다.

⑥ 장건강 – 소화효소제, 유산균

노화로 인해 발생하는 대표적인 증상 중 하나가 바로 소화기능의 저하라고 말씀드렸지요. 위산과 췌장액의 분비가 저하되어 소화력이 떨어집니다. 따라서 소화가 안 되는 분들은 소화효소제를 먹으면 많은 도움이 됩니다.

노화가 진행되면 장내 세균총에도 변화가 생깁니다. 소화액 분비 저하, 얇아지는 점막, 부실한 식단으로 인한 장의 세균총이 변화하는 등 장건강이 전반적으로 떨어지게 되지요. 장의 운동기능까지 저하되기 때문에 변비도 흔하게 발생하고, 장염도 쉽게 생깁니다. 이런 경우에는 유산균과 같이 장에 좋은 영양소를 먹는 게 좋습니다.

PART 04

Diet

식단에 투자하라

> "음식이 곧 약이 되고
> 약이 곧 음식이 되게 하라."
> Let food be thy medicine and medicine be thy food.
> – 히포크라테스(Hippocrates) –

컴퓨터 프로그래밍에 GIGO(garbage-in garbage-out)라는 용어가 있습니다. '쓸모없는 것이 입력되면, 쓸모없는 결과만 나온다'라는 의미입니다. 컴퓨터에 불완전한 데이터를 입력하면 얻게 되는 결과값도 불완전합니다. 제대로 된 데이터를 입력해야 결과도 제대로 나옵니다. 이처럼 컴퓨터는 입력에 따른 결과가 정직합니다.

우리의 몸 또한 컴퓨터처럼 정직합니다. 무엇을 먹느냐가 건강에 직접적으로 영향을 미칩니다. 좋은 음식을 먹으면 몸이 건강해지고, 나쁜 음식을 먹으면 몸이 나빠집니다. 몸에 해로운 인스턴트 음식과 탄산음료, 술과 과자만 먹어서는 건강이 나빠질 수밖에 없습니다. 몸에 좋은 음식들을 골고루 잘 조성해 천천히 꼭꼭 씹어먹으며 소식한다면 건강해질 수밖에 없습니다. 우리가 먹는 것은 우리 몸에 지대한 영향을 미치며 그렇기에 "음식이 곧 약이며, 약이 곧 음식이 되게 하라"는 히포크라테스(Hippocrates)의 말을 새겨들을 필요가 있습니다.

이와 같이 몸에 좋은 음식을 먹어야 건강할 수 있다는 사실에 대해서는 누구나 알고 있습니다. 그런데도 많은 분이 밤만 되면 배달 어플을 통해 떡볶이와 치킨, 피자를 시킵니다. 아침은 빵 한 조각과 아이스 아메리카노로 대충 해결합니다. 몸에 나쁜 것을 알면서도 쉽게 끊기가 어렵습니다. 이러한 식습관은 오랜 시간을 통해 형성된 것이기 때문입니다.

습관은 우리가 만들지만, 우리 인생은 결국 습관에 의해 좌우됩니다. 식습관 또한 마찬가지입니다. 우리가 어릴 적부터 쌓아온 식습관은 어느 순간 고착화해 개선하기가 상당히 어렵습니다. 그래서 본인의 현재 식습관이 평생의 식습관으로 이어질 가능성이 크며, 어제오늘 먹은 음식을 남은 인생 동안 수백 수천 회 이상 반복해 먹을 것입니다. 지금 당장 눈앞에 있는 음식이 여러분의 일생의 건강을 결정한다고 해도 과언이 아닙니다.

지금 먹는 한 끼가 평생의 건강을 좌우한다는 사실을 가슴 깊이 새기셔야 합니다. 그러니 신중하게 식단을 짜셔야 합니다. 이번 파트에서는 여러분의 평생 건강을 좌우할 건강 식단에 대해 알아보겠습니다.

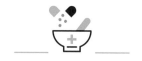

최고의 식단 :
가장 건강에 좋은 식단은?

　우리가 먹는 음식이 우리의 몸을 구성합니다. 무엇을 먹는지에 따라 우리의 몸이 만들어지고, 우리 건강에 직접적인 영향을 미칩니다. 몸에 좋은 음식을 먹으면 건강이 좋아지고, 몸에 나쁜 음식을 먹으면 건강이 나빠져 다양한 질환이 발생할 수 있습니다. 음식이 독이 될 수도, 약이 될 수도 있는 것입니다.

　신선한 채소와 생선, 콩과 두부, 잡곡밥과 장에 좋은 발효음식으로 조성된 건강 식단은 우리 몸을 건강하게 만드는 훌륭한 원료가 됩니다. 반면 설탕이 과도하게 들어간 주스, 커피, 탄산음료와 트랜스지방산을 비롯한 유해지방산 덩어리인 치킨, 피자, 햄버거 등의 인스턴트 음식은 우리 입맛을 강하게 사로잡는 기호식품들이지만, 천천히 혈관과 조직을 망가뜨리는 침묵의 암살자입니다.

　인스턴트 음식은 몸에 좋지 않고, 신선한 채소는 몸에 좋다는 것은 대부분 잘 알고 있습니다. 하지만 건강에 좋다고 알고 있는 음식 중에서 실제로 유해한 것들이 있습니다. 그리고 건강에 중요하지 않다고 생각하는 영양소 중에서 실제 중요한 것들도 있습니다. 음식 하나하나의 유익성과 유해성에 대해 세세하게 파악하기란 쉬운 일이 아닙니다. 자세히 몰라도 몸에 좋은 음식만 선별해 먹을 수 있다면 좋겠지요? 방법이 있습니다. 바로 건강에 좋은 식단을 선택하는 것입니다. 검증된 식단을 바탕으로 식사를 하면 편리하게 몸에 좋은 음식만 가려서 드실 수 있습니다. 몸에 좋다는 식단은 수십 가지가 넘습니다만, 이 중 과학적으로 충분히 검증된 건강 식단 5가지를 소개하겠습니다.

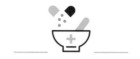

대표 건강 식단 5가지

❶ 대시 식단[DASH(Dietary Approaches to Stop Hypertension) Diet)]

대시 식단은 고혈압 관리를 위한 식단이라는 뜻인데요. NHLBI(미국 국립심장폐순환기학회)에서 고혈압 치료를 위해 개발했습니다. 대시 식단의 핵심은 염분과 알콜 섭취를 제한하고, 칼륨과 오메가3 섭취를 늘리는데 있습니다. 염분 섭취량은 하루 2300mg로 제한해야 하는데요. 이는 소금 1티스푼 정도입니다. 사실상 거의 섭취하지 않는 것이죠. 몸에 유익한 칼륨과 섬유질이 풍부한 채소, 과일, 통곡류 중심으로 식단을 구성합니다. 지방과 단백질 유제품은 소량만 섭취합니다.

❷ 지중해식 식단(Mediterranean Diet)

무려 5년 연속 건강한 식단 1위를 차지한, 지중해 연안의 전통 식단입니다. 지중해식 식단의 대부분은 채소, 통곡류와 콩류로 구성되어 있으며, 올리브유가 약 10%를 차지합니다. 설탕이나 육고기는 거의 먹지 않으며, 생선이나 가금류 유제품은 적당량 섭취합니다. 지중해식 식단은 여러 연구를 통해 다양한 효능이 밝혀졌는데요. 심혈관계 질환을 예방하고 노화를 방지하며, 우울증과 비만을 예방하는 효과가 있습니다.

③ 채식 식단(Flexitarian Diet)

채식 식단은 그 유형을 약 7가지로 나눌 수 있는데요. 그중에서 적당량의 단백질과 유제품을 섭취하는 플렉시테리언(Flexitarian) 식단이 가장 유익한 식단입니다. 식단 대부분을 채소와 통곡류, 콩류로 구성하고요. 생선, 육고기, 유제품은 소량 섭취합니다. 엄격하게 채식만 고집하는 것이 아닌, 이름 그대로 유연하게 다른 음식도 섭취하는 식단이지요. 그렇기에 엄격한 비건 식단보다 더 다양한 영양소를 섭취할 수 있습니다.

④ 팔레오 식단(Paleo Diet)

팔레오 식단은 구석기 시대의 식단이라는 뜻입니다. 현대인의 유전적 신체 구조는 250만 년 전인 구석기 시대의 원시인과 다를 바 없으니 원시인과 같은 식단을 유지하면 만성질환을 극복할 수 있다는 개념에서 출발했습니다. 구석기 시대에는 수렵 채집 활동을 통해 음식을 얻었지요. 그래서 식단의 대부분이 채소와 과일, 견과류, 육류였습니다. 팔레오 다이어트는 식단의 대부분을 단백질과 지방, 식이섬유가 풍부한 채소로 구성합니다. 다만 탄수화물과 염분 섭취는 제한합니다.

⑤ 키토제닉 식단(Ketogenic Diet)

지방 섭취를 늘리고 탄수화물과 단백질 섭취를 줄이는 식이요법입니다. 인체가 탄수화물 대신 지방을 주 에너지원으로 삼는 키토시스

(Ketosis) 상태로 도달하게 하는 원리로 이루어집니다. 식단의 70% 이상은 지방이 풍부한 음식, 20%는 단백질이 풍부한 음식, 탄수화물은 10% 이하로 유지합니다.

팔레오 식단은 고기를 많이 먹어야 하고, 채식 식단은 채소를 많이 먹어야 한다고 하니 언뜻 보기에는 서로 달라 보입니다. 하지만 이들 식단에는 5가지 공통점이 있습니다.

건강 식단 공통점

① 섬유질이 풍부한 채소를 많이 먹는다.
② 설탕과 같은 단순 당류와 탄수화물은 피한다.
③ 오메가3가 풍부한 음식을 충분히 먹는다.
④ 신선한 단백질을 충분히 섭취한다.
⑤ 통곡류와 유제품은 적당히 섭취한다.

가장 큰 공통점은 섬유질이 풍부한 채소를 많이 먹는다는 것과 설탕과 같은 당류는 피한다는 것입니다. 채소에는 몸에 유익한 천연 항산화제와 섬유질, 각종 비타민과 미네랄이 풍부합니다. 반면 설탕이나 과당, 밀가루와 같은 단순 당류와 정제된 탄수화물은 우리 몸에 해롭습니다.

설탕과 같은 단순 당류와 밀가루 같은 정제 탄수화물이 왜 몸에 해로운지에 대해 간단히 설명하겠습니다. 이들은 혈당지수(GI Index)가 높습니다. 혈당지수가 높다는 말은 우리 몸에 빠르게 흡수되어 혈당을 빠르게 올린다는 것을 뜻합니다. 혈당이 빠르게 오르게 되면 인슐린도 과도하게 분비되어 췌장에 부담이 되고, 이후에 혈당이 빠르게 감소되어 공복감도 심해집니다. 공복감이 심해져서 또 달달한 음식을 찾게 되고, 이것이 반복되어 비만 또는 마른 비만이 됩니다. 이 과정에서 인슐린이 작용하는 스위치도 빨리 닳아버립니다. 이것이 인슐린 저항성이라는 것을 만들게 되고, 대사증후군이나 당뇨병으로 발전합니다. 설탕과 밀가루를 섭취하고 대사시키는 과정에서 많은 산화스트레스가 발생하고, 염증이 유발되어 혈관과 신경을 손상시킵니다. 당뇨병이 발생하게 된다면, 우리 몸이 망가지는 속도는 더욱 빨라집니다. 그렇기에 당뇨병은 다양한 합병증을 만들고, 건강을 망가뜨리는 것입니다.

물론 탄수화물은 우리 몸의 유용한 에너지원임에는 틀림이 없습니다. 단지 섭취하는 양과 흡수되는 속도에 따라 약이 될 수도, 독이 될 수도 있는 것이죠. 그렇기에 탄수화물을 먹는다면 혈당지수(GI Index)가 낮은 것으로 적당량만 섭취해야 합니다. 탄수화물이 흡수되는 속도를 조절할 수 있게 섬유질이 풍부한 음식으로 먹어야 합니다. 이것을 시작하는 가장 간단한 방법은 섬유질이 풍부한 콩, 현미와 같은 잡곡밥을 해서 먹는 것이지요.

"과일은 몸에 좋지 않나요?"라고 여쭤 보시는 분들이 간혹 있습니다. 과일마다 다릅니다. 과일 중에서 섬유질은 거의 없고 당분만 많은 귤, 수박, 망고 등은 많이 먹으면 몸에 좋지 않습니다. 섬유질이 풍부하며 당분이 많지 않은 아보카도, 라즈베리, 자몽과 같은 과일은 유익합니다.

앞의 식단에 빠지지 않는 것은 바로 단백질입니다. 극단적인 채식 식단인 비건 식단보다 플렉시테리언 식단이 더 건강한 이유는 적당량의 고기와 유제품을 섭취하기 때문입니다. 단백질은 우리 몸에서 합성할 수 없고, 외부로부터 꼭 보충해야 하는 필수적인 영양소입니다. 근육,

피부와 뼈, 모발, 손발톱, 면역세포, 항체, 효소, 세포 속의 핵 DNA까지 만들어내는 중요한 구성요소이죠. 생존에 가장 중요한 영양소입니다. 따라서 건강 식단에는 공통적으로 단백질도 충분히 섭취하도록 하고 있습니다.

또한, 모든 식단에서 공통적으로 오메가3와 같은 유익한 지방이 풍부한 음식을 권하고 있습니다. 지중해식 식단에서는 올리브유를 많이 섭취하고, 팔레오 식단에서는 오메가3가 풍부한 견과류를 많이 섭취합니다. 지방을 주로 섭취하는 키토제닉 식단에서도 유익 지방산의 비중이 상당하지요.

이처럼 서로 달라 보이는 건강 식단들도 앞과 같은 공통점을 바탕으로 합니다. 모두 그 유익성에 대해 과학적인 근거를 가지고 있는 셈이지요. 그럼에도 식단이 무려 5가지라 어떤 것을 선택해야 할지 난감합니다. 게다가 지중해식 식단이나 팔레오 식단으로 요리를 하려고 하니 우리에게 없는 식재료들이 많습니다. 한국에서는 올리브유 대신 참기름이나 들기름을 주로 사용하고, 칠면조 고기보다는 닭고기를 주로 사용하기 때문이죠. '앞의 건강 식단의 장점을 모두 포함한 한국식 식단을 짜고 싶은데 어떻게 해야 하는가?'에 대한 답을 소개 드립니다. 바로 하버드 공중보건대학에서 제시한 하버드 푸드 피라미드입니다.

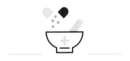

하버드 푸드 피라미드

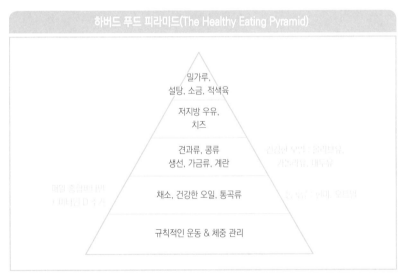

밀가루,
설탕, 소금, 적색육

저지방 우유,
치즈

견과류, 콩류
생선, 가금류, 계란

채소, 건강한 오일, 통곡류

규칙적인 운동 & 체중 관리

출처 : Department of Nutrition, Harvard School of Public Health

가장 기초가 되는 첫 번째 층부터 보겠습니다. 식단표라고 하지만, 식단 그 이상으로 중요한 것이 피라미드의 1층을 차지합니다. 바로 운동과 체중 관리입니다. 매일 꾸준히 운동하고 과식하지 않는 것을 기본으로 제시합니다. 이것이 실제로 무엇을 먹을 것인가보다 중요하다는 뜻입니다.

두 번째 층에서는 채소와 통곡류가 보입니다. 채소에는 우리 몸에 유익한 천연물질과 비타민, 미네랄, 그리고 섬유질이 들어 있습니다. 통곡류에는 적정량의 단백질과 탄수화물 섬유질이 들어 있어 우리 몸의 소중한 에너지원이 됩니다. 앞서 이야기한 대로 흰 쌀밥이 아닌 현미밥, 잡곡밥을 먹는 것으로 시작할 수 있습니다.

건강한 오일은 오메가3와 같은 유익한 지방이 풍부한 오일입니다. 이제 국내에서도 올리브유를 쉽게 구할 수 있으니 올리브유를 사용해도 되고, 전통적으로 많이 사용하는 들기름이나 참기름을 사용해도 됩니다. 들기름과 참기름에도 오메가3와 같은 유익한 지방산과 항산화제가 풍부합니다.

세 번째 층에서는 견과류와 씨앗류, 그리고 콩과 두부가 보입니다. 이들에게는 양질의 단백질과 섬유질, 유익한 지방이 풍부하죠. 우리나라에서는 다행히 콩을 이용한 요리가 많습니다. 콩자반도 있고, 두부조림도 있습니다. 가금류 중에서 닭고기가 가장 많이 사용되지요. 닭고기 하면 맛있는 치킨이 떠오르겠지만, 아쉽게도 치킨에는 몸에 해로운 콜레스테롤과 포화지방이 많기 때문에 피해야 합니다. 치킨 대신 닭백숙과 같은 음식을 먹어야 하겠지요. 생선은 단백질과 오메가3가 풍부한 고등어가 좋습니다. 달걀은 삶아서 먹는 것이 좋습니다.

네 번째 층에서는 저지방 우유와 치즈 등 유제품이 보입니다. 유제품은 과량 섭취할 경우 몸에 유해하지만, 칼슘과 비타민D의 중요한 보급원입니다. 특히 우유에는 칼슘이 풍부하기 때문에 성장기와 노년기에 중요하죠. 하지만 그냥 우유에는 포화지방이 많아 해로울 수 있기 때문에 하버드에서는 저지방 우유를 선택할 것을 권하고 있습니다.

마지막으로 다섯 번째 층에서는 적색육과 가공버터, 밀가루와 같은 정제 곡류, 탄산과 주스는 가장 피해야 할 음식들로 피라미드의 마지막 층에 자리하고 있습니다. 적색육인 돼지고기, 소고기의 경우 신선한 고품질 제품으로 소량 먹는 것이 좋습니다. 탄산이나 주스, 빵과 쿠키 등 기호식품은 아주 소량 먹는 것은 괜찮으나 가능하면 피할 것을 권합니다.

피라미드의 좌측에 보시면 추가로 권하는 것이 있습니다. 바로 종합비타민과 비타민D입니다. 아무리 잘 조성된 식단도 이상적인 건강상태를 위해 필요한 모든 영양소를 충분히 포함할 수 없습니다. 그렇기에 하버드에서도 추가적으로 종합비타민과 비타민D 정도는 보충할 것을 권하고 있습니다.

하버드의 푸드 피라미드를 살펴보았는데요. 이렇게만 보면 어느 비율로 먹어야 할지, 조금 헷갈릴 수 있습니다. 한 접시에 모아서 정리한 그림이 있는데, 바로 건강 식판(Healthy Eating Plate)입니다.

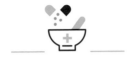

하버드 건강 식판

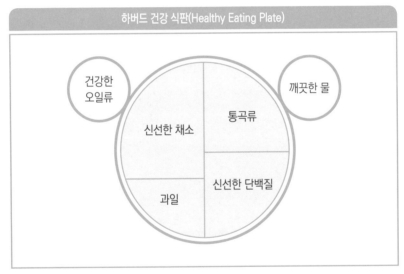

하버드 건강 식판(Healthy Eating Plate)

건강한
오일류

깨끗한 물

통곡류

신선한 채소

신선한 단백질

과일

출처 : Department of Nutrition, Harvard School of Public Health

저희가 일반적으로 생각하는 비율과는 많이 다르죠? 채소, 과일이 절반을 차지합니다. 일반적으로 채소는 고기를 먹을 때 함께 곁들이는 깻잎과 상추 몇 장으로 충분하다고 생각하는 경향이 있는데요. 전혀 아닙니다. 채소를 밥과 고기 이상으로 먹어야 합니다. 과일, 채소 샐러드를 냉면 그릇 사이즈에 담아 먹으면 충분합니다. 통곡류는 4분의 1, 그리고 양질의 단백질을 4분의 1로 조성하면 이상적인 식단이 되는데요. 잡곡밥 반 공기와 두부, 계란 정도로 구성하면 됩니다.

최고의 식단을 구성하는 3가지

❶ 메인 메뉴 – 주로 섭취해야 할 음식들

유익지방산과 섬유질이 풍부한 채소, 과일이 절반을 차지해야 합니다. 큰 접시에 과일 야채 샐러드를 담아 먹으면 충분합니다.

탄수화물은 잡곡밥으로 해서 먹고, 단백질은 콩이나 계란, 생선으로 섭취하세요.

❷ 사이드 메뉴 – 필요한 만큼 적당량 섭취할 것

칼슘과 비타민D, 그리고 단백질 보급을 위해 저지방 우유와 신선한 치즈, 계란을 적당량 드세요.

돼지고기나 소고기 등은 고품질 제품으로 조금만 섭취하세요.

❸ 금기 – 최대한 먹지 말아야 하는 음식들

설탕(단순 당류), 빵(밀가루), 햄(가공육류), 이 3가지는 최대한 피하셔야 합니다. 가장 주의해야 할 것은 설탕, 물엿, 과당과 같은 단순 당류입니다. 탄산음료, 과일주스, 착즙음료, 커피, 스무디 등에 가장 많이 들어 있습니다. 또한 쌀가루나 밀가루처럼 정제된 곡류로 만든 음식도 피해야 합니다. 쌀가루로 만든 음식으로는 떡이 대표적이고, 밀가루로 만든 음식은 빵이 대표적입니다. 과자와 빵에는 대부분 설탕과 밀가루와 유해지방산이 많습니다. 라면, 파스타, 밀면 등의 면류도 안 좋습니다. 튀김류에는 트랜스지방산이 많아 혈관에 치명적입니다. 햄이나 소시지에는 1급 발암물질이 들어 있으며, 그 외에 저 품질 적색육에는 유해한 포화지방이 많아 혈관에 해롭습니다.

한국인이 과다하게 섭취하는 것 중 하나가 바로 소금입니다. 국에 가장 많으니 국은 피하는 게 좋습니다. 짠맛이 느껴지지 않을 정도로 싱겁게 먹는다고 해도 국물을 섭취하면 소금 섭취량이 많아지게 마련입니다. 혈압이 높은 분들은 특히 주의해야 합니다.

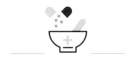

기적의 식사법 :
먹는 방법만 바꿔도 건강해진다?

무엇을 먹는지도 중요하지만, 어떻게 먹는지도 중요합니다. 먹는 방법만 달리해도 속이 편해지고 영양소의 흡수율이 높아집니다. 다음의 3가지만 지키면 됩니다.

기적의 식사법

① 하루 3끼 나눠서 소식할 것
② 한 끼에 30분 이상 식사를 할 것
③ 한 번 입에 넣으면 30회 이상 씹어서 물처럼 되면 삼킬 것
　＋ 하루 2L 물 마시기, 10시간 이상 공복 지키기

아침, 점심, 저녁, 하루 3끼 소식하며, 한 끼에 30분 이상 먹고, 한 번 먹을 때 30회 이상 씹어서 천천히 먹으면 됩니다. 하루 2L 이상의 수분 섭취는 1시간에 물 한 컵만 마시면 보충이 됩니다. 10시간 이상의 공

복은 저녁식사를 일찍 끝마치고 자기 전까지 아무것도 안 먹으면 됩니다. 정말 단순하지요. 하지만 그 효과는 놀라울 만큼 좋습니다. 만성적인 소화장애나 위염, 장염을 앓아왔던 분들은 이렇게 한 달만 해도 속이 편할 겁니다.

하루 10시간 이상 공복이라면 간헐적 단식도 도움이 될까요? 물론입니다. 단식에도 여러 가지 방법이 있고, 다양한 효과가 있습니다. 간헐적 단식에 대해 살펴보겠습니다.

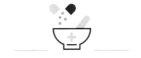

간헐적 단식 :
굶으면 몸이 회복된다?

해가 뜨고, 해가 지고, 달이 뜨고, 다시 해가 뜨고, 하루 24시간이 밝은 낮과 어두운 밤으로 일주일, 한 달, 사계, 일 년이 반복되듯 우리 몸 또한 활동과 휴식이 반복되어 균형을 이루며 살아갑니다.

건강에 중요한 3가지로 적절한 약, 충분한 영양, 꾸준한 운동을 말씀드렸습니다. 여기에 더해 충분한 휴식을 취하는 것 또한 중요합니다. 잠을 잘 자고 충분히 쉬어야 손상된 조직을 회복하고, 고갈된 물질을 재생산하며, 쌓인 노폐물을 깨끗하게 청소할 수 있습니다. 휴식이 없다면 건강도 없습니다.

하지만 우리는 은연중에 우리 몸을 혹사합니다. 끊임없이 무언가를 먹기 때문입니다. 가만히 앉아서 휴식을 취하는 것 같아도 무언가를 먹는 순간부터 우리의 소화기관들인 위장, 소장, 대장, 간과 췌장은 열심히 일하게 됩니다. 우리 몸은 흡수한 영양소를 온몸으로 운반해 각 세포에게 전달해야 합니다. 세포들은 에너지를 만들어냄과 동시에 물질대사에도 힘을 써야 하고, 잉여 에너지를 저장하는 작업을 진행해야 합니다.

즉, 무언가를 먹는다는 것은 우리 몸이 쉬지 않고 일하는 것과 같습니다. 음식물을 소화시키는 데도 에너지가 들어가며, 내부 장기와 세포들이 일하기 때문입니다. 가만히 앉아 있어도 무언가를 먹거나 먹고 있다면 제대로 휴식을 취할 수 없다는 뜻입니다.

그러니 휴식을 세포 단위에서 바라봐야 합니다. 온전한 휴식을 위해서는 잠을 충분히 자는 것은 기본이고, 무언가를 먹지 않고 공복상태를 유지해야 합니다. 그래야 세포 단위에서까지 온전히 휴식을 취할 수 있는 것이지요. 그렇기에 주기적으로 일정 시간 이상 공복상태를 유지하는 간헐적 단식은 세포에 충분한 휴식 시간을 주어 우리 몸을 건강하게 만듭니다.

그렇다면 얼마큼 공복 시간을 가지는 게 좋을까요? 이전의 식사법에서 이야기했듯 하루 10시간 정도의 공복 시간을 유지해야 장이 충분한 휴식을 취할 수 있습니다. 하지만 단식의 여러 유익한 효과를 보기 위해서는 최소 12시간의 공복 시간을 가져야 합니다. 물론 매일 10시간 동안 공복 시간을 가지는 것은 쉬운 일이 아니니, 본인에게 적합한 단식 방식을 찾아 나가는 게 좋습니다. 가장 많이 사용되는 간헐적 단식 방법 3가지를 소개하겠습니다.

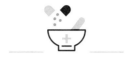

간헐적 단식 3가지 방법

❶ 린게인 프로토콜, 16/8 다이어트(Leangains protocol, The 16/8 Diet)

· 하루 식사 시간은 8시간 이내

· 하루 16시간 단식

식사 시간은 8시간 이내로, 나머지 16시간은 단식하는 방식입니다. 16/8 또는 린게인 프로토콜이라고 합니다. 1일 1식 또는 아침 단식을 하는 분들, 그리고 저녁 8시 이후로 식사를 하지 않는 분들이라면 16/8 다이어트 개념에 해당합니다. 하루 한 끼만 먹어도 충분하며 공복 시에 고통이 심하지 않은 분이라면 이 방식이 적합합니다.

❷ 잇 스탑 잇(Eat Stop Eat)

· 일주일에 한 번 또는 두 번 24시간 단식

· 다른 5일간은 평소처럼 먹기

일주일에 2번 24시간 단식하는 방식입니다. 단식의 긍정적인 효과는 12시간을 넘겨 24시간까지 지속됩니다. 장시간 단식을 통해 몸에 충분한 휴식을 줄 수 있으며, 주 2회만 단식을 하면 나머지 5일은 자유롭게 먹을 수 있다는 장점이 있습니다. 배고픔에 대한 스트레스가 큰 분에게는 권하지 않습니다.

❸ 5:2 다이어트(The 5:2 Diet)
- 일주일에 두 번은 하루에 500~600칼로리 섭취
- 다른 5일간은 평소처럼 먹기

일주일에 두 번은 하루 동안 500~600칼로리 정도만 섭취하며, 다른 5일간은 평소처럼 먹는 방식입니다. 500칼로리면 한 끼만 매우 소량 먹게 되는 것입니다. 잇 스탑 잇 다이어트와 유사하나 아주 소량의 칼로리를 섭취할 수 있기에 완전한 단식이라고는 할 수 없습니다. 공복감을 버티기 쉽다는 장점이 있어 처음 시작하는 분들에게 권해드립니다.

단식의 효과, 단식 중 우리 몸에서 일어나는 일

단식 중에 우리 몸에서는 여러 가지 일이 일어납니다. 우선 성장호르몬이 분비됩니다. 성장호르몬이 거의 5배 가까이 증가해 몸의 재생과 근성장을 도와줍니다. 그리고 혈당을 조절하는 센서, 인슐린 수용체가 회복됩니다. '인슐린 민감도가 향상된다'라고도 합니다. 이렇게 되면 적은 인슐린으로도 충분한 효과를 낼 수 있기 때문에 몸이 더 효율적으로 작동합니다. 인슐린 센서가 무뎌지며 발생하는 여러 가지 질병들, 대표적으로 대사증후군, 당뇨와 같은 질병을 예방할 수 있습니다. 또한 단식을 하면 세포가 원활하게 재생됩니다. 공복상태에서 세포는 자기 스스로를 고치고 다듬는 자가포식(autophagy)이라는 것이 진행됩니다. 이는 세포 내에 오래된 독소와 노폐물을 제거하고 신체를 깨끗하게 하는 일종의 정화 과정입니다.

이렇게 단식 중에 일어나는 여러 유익한 메커니즘으로 인해 다양한 효과를 볼 수 있는데요. 대표적인 효과 7가지만 정리해보면 다음과 같습니다.

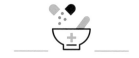

간헐적 단식의 효과

① 체중 감량

당연한 이야기지만 단식은 체중 감량에 효과적입니다. 칼로리가 섭취되지 않으니 몸에 저장한 에너지를 사용하게 됩니다. 특히 몸이 당이 아닌 지방을 에너지원으로 사용하게 되는 것을 키토 제네시스[Keto genesis상태 또는 키토시스(Ketosis)]라고 합니다. 이 상태에서 자연스럽게 몸의 지방을 연소시켜 체중을 감량할 수 있습니다.

② 인슐린 민감도 향상

간헐적으로 단식을 하면 당뇨와 같은 만성질환에 잘 걸리지 않게 됩니다. 이는 인슐린의 민감도가 향상되기 때문입니다. 인슐린의 분비를 자극하는 당질이 공급되지 않으니 인슐린 수용체가 회복되고 민감도도 자연스럽게 향상되는 것이죠. 연구에 따르면 공복혈당이 3~6% 저하되며, 인슐린 수치는 20~31% 낮아진다고 합니다.

약과 영양제, 한 권으로 끝내기
지금 당장 건강에 투자하라!

③ 항염 효과

염증을 유발하는 세포 속 노폐물이 제거되니 자연스럽게 여러 염증 수치가 개선됩니다. 만성적인 염증성 질환으로 고생했던 분들은 몇 끼를 굶고 나서 피부가 깨끗해지거나 염증성 질환이 완화되었던 경험이 있으시죠? 바로 몸속의 노폐물이 깨끗하게 제거되어 염증이 사라졌기 때문입니다.

④ 심혈관계 건강 개선

단식은 나쁜 콜레스테롤을 낮추고, 염증 수치를 정상화하며, 혈당을 떨어뜨리고 인슐린 저항성을 개선시킵니다. 이러한 효과로 심혈관계 건강을 향상시킬 수 있고, 다양한 만성질환을 예방할 수 있습니다.

⑤ 항암 효과

동물실험에서 간헐적 단식은 암 예방 효과가 있음이 밝혀졌습니다. 세포 내 노폐물을 정리하고 기능을 재생하게 하는 것이지요. 이로 인해 DNA 손상이 줄어들 것이고, 손상을 복구하는 기능이 활성화되어 암 발생률을 낮춥니다.

⑥ 뇌기능 향상

단식을 하면 정신이 맑아지는 효과가 있습니다. 단식은 뇌 신경세포의 성장을 돕고, 뇌의 노폐물 제거에도 도움이 됩니다. 뇌에 노폐물이 쌓여 발생하는 알츠하이머와 같은 뇌질환 예방에 도움이 됩니다.

❼ 노화 억제

장수하는 분들은 대부분 소식합니다. 적게 먹고 충분한 공복 시간을 가지는 것은 수명과 깊은 상관관계가 있습니다. 장수와 가장 상관관계가 깊은 것을 하나 꼽자면 적게 먹는 것, 즉 소식입니다. 적게 먹는다는 것은 공복 시간이 늘어난다는 뜻이고, 단식의 효과를 간접적으로 얻는 것이죠. 간헐적 단식은 노화를 억제하고 수명을 연장합니다.

PART 05

Exercise
· ·
운동에 투자하라

"건강에 관한 한
규칙적인 운동은 마법의 묘약에 가깝다."
When it comes to health and well-being, regular
exercise is about as close to a magic potion as you can get.
– 틱낫한(Tich Nhat Hanh) –

"술, 담배 하지 마세요."
"규칙적으로 운동하세요."

병원에서 가장 많이 듣는 말입니다. 우리 몸은 움직여야 잘 작동되게 만들어져 있습니다. 가만히 있으면 몸이 약해집니다. 움직여야 건강합니다. 구석기 시대에 살던 우리 조상님들은 하루 종일 먹을 것을 찾고 사냥하느라 가만히 있을 틈이 없었죠. 일상이 런닝머신이고, 웨이트 트레이닝이었습니다.

하지만 현대에 들어 급격한 기술 발전으로 인해 대부분의 사람들은 활동량이 극히 줄어듭니다. 사냥감을 찾으러 초원을 떠돌지 않아도 됩니다. 마트에 육고기, 생선, 채소까지 종류별로 다 구비되어 있습니다. 어디로 이동하기 위해 하루 종일 걷지 않아도 됩니다. 먼 곳으로 가고 싶을 때는 목적지까지 지하철과 자동차가 편히 모셔다 줍니다. 추위를 대비해 장작을 패고 불을 떼지 않아도 됩니다. 보일러가 난방을 해결해 줍니다. 이렇게 기술의 발전은 인류에게 편안한 일상을 선물해주었습니다.

게다가 현대인은 일할 때 몸보다는 머리를 쓰는 경우가 많습니다. 그렇기 때문에 육체의 활동량이 절대적으로 부족합니다. 우리 대부분이 운동 부족이라는 것이죠. 인류의 편의를 위해 개발된 기술들이 도리어 건강에는 해가 되었던 것입니다. 따라서 건강하려면 억지로라도 몸을 움직여야 합니다. 활동량을 늘려 최소한의 운동량을 확보할 필요가 있습니다. 운동에도 투자해야 하는 것입니다.

운동을 어떻게 할 것인가에 대해 다루기 전에 운동이 우리 몸에 어떻게 좋은지에 대해 먼저 말씀을 드려보겠습니다.

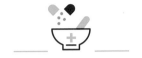

운동의 효과 :
운동은 우리 몸에
어떻게 좋을까?

규칙적인 운동의 효과는 매우 다양합니다. 신체의 전반적인 기능을 향상시킬 수 있고, 면역력을 강하게 하며, 신진대사를 원활하게 합니다. 뼈와 근육을 튼튼하게 합니다. 적절한 체중을 유지하게 하고, 우울증을 예방하고, 행복감도 증진시킵니다. 다양한 운동의 효과를 9가지로 정리해보겠습니다.

① 기분을 좋게

운동은 우울감과 스트레스를 감소시키고, 행복감을 증진시킵니다. 스트레스를 감소시켜주고 우울감을 저하시키는 물질이 있는데, 바로 세로토닌과 노르에피네프린입니다. 운동은 이 물질들이 잘 작동하도록 도와줍니다. 또한, 운동은 엔도르핀을 분비해 긍정적인 기분이 들게 하고 통증을 경감시킵니다.

❷ 체중 조절

우리의 몸은 음식 섭취를 통해 칼로리를 보충하고, 운동을 비롯한 신체활동을 통해 칼로리를 소모합니다. 많이 먹고 운동을 안 한다면 체중이 늘어 건강에 적신호가 뜹니다. 따라서 식사량을 적절히 조절하며 규칙적으로 운동할 필요가 있습니다.

❸ 근육을 강하게, 뼈를 튼튼하게

운동은 뼈와 근육을 튼튼하게 유지하는 데 정말 중요합니다. 웨이트 트레이닝 같은 중량운동과 충분한 단백질 섭취를 병행하면 근성장을 강하게 촉진해 건강한 근육을 만들 수 있습니다. 또한 골밀도를 향상시켜 골다공증을 예방할 수 있습니다.

❹ 신체 활력 증진

운동은 에너지 레벨을 향상시켜 신체에 활력을 줍니다. 신체의 각 주요 근육들이 발달하며 근육 내 혈관의 밀도가 늘어나 더욱 강한 힘을 낼 수 있습니다. 활력이 넘침에 따라 피로가 줄어드는 효과도 생깁니다. 특히 만성피로를 가진 분들에게 효과가 좋습니다.

❺ 만성질환 예방

규칙적인 운동은 심혈관계를 건강하게 만들어 혈압, 고지혈증, 당뇨 등 다양한 만성질환을 예방할 수 있습니다. 특히 당뇨가 있는 분들에게 중요합니다. 인슐린의 민감도를 향상시켜 병의 진행을 막고 공복혈당을 안정시키기 때문입니다.

6 피부를 건강하게

피부는 활성산소와 같은 산화물에 영향을 많이 받습니다. 활성산소와 같은 유해물질이 많아지면 조직에 손상이 가고, 피부에 직접적으로 티가 납니다. 고강도의 과한 운동은 신체의 산화적인 손상을 늘리지만, 규칙적이고 적당한 운동은 우리 몸의 항산화 시스템을 강화시킵니다. 따라서 규칙적으로 운동하는 분들은 피부도 탄력 있고 아름다워집니다.

7 뇌기능 향상

운동은 뇌기능을 향상시켜 사고력과 기억력을 개선할 수 있습니다. 운동은 기본적으로 심박수를 높이고 혈액순환을 도와 뇌로 이행하는 산소의 양을 늘립니다. 또한 뇌세포의 성장을 촉진하는 호르몬의 생성을 자극해 뇌의 발달에도 중요한 역할을 합니다. 특히 노인층의 인지력과 기억력에 중요합니다.

8 수면의 질 향상

규칙적인 운동은 수면의 질을 향상시킵니다. 운동을 통해 체내 에너지를 고갈시켜 잠이 잘 오게 하고, 운동으로 인해 올라간 체온이 수면의 질 향상에 도움이 됩니다. 유산소 운동, 무산소 운동 모두 수면의 질을 전반적으로 향상시킬 수 있습니다.

9 성기능 향상

운동은 남성, 여성 모두의 성기능과 성욕을 향상시킵니다. 규칙적인 운동은 심장기능과 혈액순환을 개선시키고, 근육의 유연성과 강도를 증가시켜 성생활의 증진에 크게 기여합니다. 특히 남성의 경우 발기부전 개선에 큰 효과가 있음이 확인되었습니다.

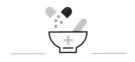

권장 운동량 :
운동은 얼마나 해야 할까?

운동이 우리 몸에 어떻게 좋은지에 대해서 말씀드렸습니다. 운동을 꾸준히 해오던 분들은 그대로 하면 되겠지만, 하지만 운동을 안 하던 분들은 막상 운동을 시작하려 마음을 먹었으나 어떻게 해야 할지 막막할 것입니다. 운동에는 많은 종류가 있고, 같은 운동도 어떤 강도로 얼마나 해야 할지 헷갈릴 수 있습니다.

운동을 얼마나 해야 할까요? 미국 스포츠의학회와 질병통제예방센터 CDC에서 최신 연구 결과 및 건강 전문가의 조언을 바탕으로 해서 다음과 같은 신체 활동 및 운동에 대한 권장 사항 및 지침을 제공했습니다.

미국 스포츠의학회 질병통제예방센터 권장 운동량

유산소 운동? 한 주에 150분

주 5일 이상, 하루 30분 이상 중등도의 유산소 운동

근력 운동? 주 2회 이상

성인을 기준으로 중등도의 유산소 운동은 주 5일 이상, 하루에 30분 이상 권장됩니다. 일주일에 최소 150분 이상 해야 합니다. 그리고 고강도의 근력 운동은 주 2회 이상 하며, 한 주에 75분 이상 할 것을 권합니다. 다만 나이가 들어감에 따라 저하되는 체력과 근력을 고려해 기준이 조금 달라집니다. 65세 이상 고령자인 경우에는 주 3회 이상의 유산소 운동과 주 2회 이상의 근력 운동을 권하고 있습니다.

운동을 하는 것만으로도 건강에 많은 도움이 됩니다. 특히 과식으로 인해 생기는 여러 가지 질병들, 비만과 혈압, 당뇨 등을 예방할 수 있다는 장점이 있죠. 운동선수들만 봐도 쉽게 알 수 있습니다. 운동선수들은 맛있는 음식을 제아무리 많이 먹는다고 해도 과도하게 살이 찌거나 당뇨로 고생하지 않습니다. 다만 은퇴 후 같은 식사량을 유지하고, 운동량이 줄어들 경우에 건강상 문제가 생기는 경우를 쉽게 볼 수 있습니다. 그만큼 규칙적인 운동은 우리 건강에 미치는 영향이 큽니다.

여러분들은 하루에 딱 30분만 투자하면 됩니다. 30분간 집에서 홈트레이닝을 해도 되고, 유튜브를 보며 에어로빅을 하거나 줌바댄스를 춰도 됩니다. 산책 삼아 공원에서 달리기를 해도 되고, 헬스장에서 덤벨을 들며 땀을 흘리셔도 됩니다.

하루 30분만 운동에 투자하면 신체가 건강해지고, 매력적으로 변합니다.

하루 30분만 운동에 투자하면 면역력이 강해지며 병에 잘 걸리지 않게 됩니다.

하루 30분만 운동에 투자하면 맛있는 음식을 마음껏 먹어도 살이 찌지 않습니다.

하루 30분만 운동에 투자하면 스트레스가 줄어들고, 긍정적으로 사고하게 됩니다.

하루 30분만 운동에 투자하면 피로가 줄어들고, 숙면을 취하게 되며, 아침이 상쾌해집니다.

건강에 투자하는 가장 쉬운 방법은 영양제를 먹는 것이지만, 가장 확실한 방법은 하루에 30분을 운동에 투자하는 것입니다. 지금까지 운동을 해보지 않았던 분들이라면 속는 셈치고 하루에 딱 30분만 운동에 투자해보길 바랍니다.

✎ Epilogue. 성공적인 삶의 시작

    미숙아로 태어나 인큐베이터에서 간신히 목숨 줄을 붙잡은 저는 어린 시절부터 잔병치레가 잦았습니다. 감기에 걸려 기침을 하면 숨이 넘어갈 듯 아팠고, 몸살에 걸리면 고열 때문에 제대로 몸을 가누지 못한 채 하루 종일 앓아 누웠습니다. 초등학생 시절부터 구내염이 자주 생겨 알보칠의 고통을 일찍 알게 되었고요. 조금만 신경을 쓰면 위염과 장염이 생겨 몇 일 동안 고생을 했습니다. 신경이 예민하고, 소화기관이 약하다 보니 제대로 먹지를 못해 키도 작았습니다. 제가 다니던 중학교에서는 번호를 키 순서대로 매겼는데요. 중학교 3년 내내 4번이었습니다. 이렇게 병약하고 왜소했던 제가 변하게 된 계기가 있습니다. 바로 만화책입니다.

    《더 파이팅》이라는 만화가 있습니다. 소심한 주인공이 복싱을 통해 성장해나가는 스토리의 만화입니다. 고등학생 때 이 만화를 보고, 덕분에 복싱의 매력에 푹 빠져버렸습니다. 그때부터 혼자 복싱을 연습하기 시작했습니다. 짬이 날 때마다 팔 굽혀 펴기, 윗몸 일으키기, 달리기, 줄넘기, 쉐도우 복싱을 했습니다. 처음엔 팔 굽혀 펴기 10개, 20개도 힘

들었습니다만, 시간이 지나니 30개로 늘고, 또 어느덧 50개를 하게 되고, 어느 순간 100개도 쉽게 할 수 있게 되었습니다. 그렇게 운동을 하다 보니 식욕이 폭발했습니다. 많이 먹고 소화도 잘 시키니 근육도 붙고, 성장도 빨라졌습니다. 부모님께서 약골인 저를 위해 챙겨주신 몸에 좋은 음식과 보약, 영양제도 잘 먹었습니다. 그러다 보니 몸이 아픈 일이 없어졌습니다. 면역력과 회복력이 강해졌고, 활력을 느꼈습니다. 키도 상당히 많이 자라서 고등학교 졸업 때는 평균 키를 넘었습니다.

가장 큰 소득은 건강입니다. 많이 아팠다가 건강해지신 분들은 잘 아실 것입니다. 건강이 얼마나 소중한지에 대해서 말입니다. 한번 찾은 건강을 쉽게 잃고 싶지 않았습니다. 그래서 중학생 때부터 지금까지 꾸준히 건강에 관한 지식을 공부하고 실천해왔습니다. 감사하게도 약사라는 직업을 가지게 되어서 지식적인 면에서는 어려움이 없었습니다. 공부해온 것을 바탕으로 매일 운동을 하고, 식단과 영양제에 투자해온 덕분에 지금까지 건강을 지킬 수 있었습니다. 이렇게 지켜온 건강은 저에게 선물을 내려주었습니다.

바로 성공적인 삶입니다. 저는 항상 경제적으로 풍요롭고, 좋은 사람과 함께하는 행복한 삶을 꿈꿔왔는데요. 지금 바로 그런 삶을 살아가고 있습니다. 상당히 성공적인 삶이지요. 물론 현재와 같은 삶을 유지하기 위해서는 부단히 노력해야 합니다. 맡은 일에 책임을 다하고, 주말 없이 꾸준히 공부하며, 투자 성과를 만들어내고, 좋은 사람을 만나기 위해 노력하며, 스스로 좋은 사람이 되기 위해 노력해야 합니다. 만약 제가 어린 시절처럼 몸이 병약했다면 이런 노력도 하지 못했을 것입니다.

아프지 않고 몸에 활력이 넘쳤기에 매일 열심히 일하고, 공부할 수 있었습니다. 설사 아프다고 해도 약으로 금방 치료할 수 있어서 계획했던 일들을 시간 내에 모두 해낼 수 있었습니다. 건강에 충분히 투자하지 못했다면, 그리고 건강에 대한 지식이 없었다면 현재의 삶은 없었을 것입니다. 지금의 삶은 건강이 저에게 준 선물인 셈입니다.

어떤 분들은 저에게 이렇게 되묻습니다. "직업이 약사이니까 당연히 건강한 것이 아니냐?"라고 말입니다. 그렇지 않습니다. 건강에 대해 많이 아는 만큼 건강해지는 것은 아닙니다. 건강은 지식보다 실천의 문제이기 때문입니다. 긍정적으로 생각하고, 소식하며, 꾸준히 운동해야 건강해진다는 것은 누구나 아는 사실입니다. 하지만 이것을 모두가 실천하진 않지요. 그렇기에 모든 사람이 건강하진 않은 것입니다.

물론 아무런 건강 지식 없이는 이런 실천도 할 수 없습니다. 최소한의 지식은 필요합니다. 어떤 음식이 몸에 좋고 나쁜지, 적절한 운동량은 얼마큼인지, 어떤 영양소가 몸에 유익한지, 영양제는 어떻게 조합해서 먹어야 하는지, 아플 때는 어떤 치료약을 먹어야 하는지에 대해서 알아야 합니다.

아프지 않고 건강한 삶을 바라는 분들에게 필요한 최소한의 지식을 이 책에 모두 정리해서 담았습니다. 병약하고 왜소했던 제가 지금의 건강을 얻어 성공적인 삶을 살아갈 수 있었던 것처럼 독자 여러분들도 이 책을 통해 건강에 투자해서 성공적인 삶, 행복하고 풍요로운 삶을 누릴 수 있기를 진심으로 바랍니다.

약과 영양제, 한 권으로 끝내기
지금 당장 건강에 투자하라!

초판 1쇄 2022년 8월 25일

지은이 윤민호
펴낸이 서정희   **펴낸곳** 매경출판㈜
기획제작 ㈜두드림미디어
책임편집 배성분   **디자인** 노경녀 n1004n@hanmail.net
마케팅 김익겸, 한동우, 장하라

매경출판㈜
등록 2003년 4월 24일(No. 2-3759)
주소 (04557) 서울특별시 중구 충무로 2(필동 1가) 매일경제 별관 2층 매경출판㈜
홈페이지 www.mkbook.co.kr
전화 02)333-3577
이메일 dodreamedia@naver.com(원고 투고 및 출판 관련 문의)
인쇄·제본 ㈜M-print 031)8071-0961
ISBN 979-11-6484-438-8 (13510)